文經社

文經社

文經家庭文庫 85

痔瘡不見了

安心醫療小組 著

COSMAX
PUBLISHING Co.
Since 1981

文經社
Taiwan

文經社徽記

播種者
含淚播種的
必歡呼收割

致讀者：

身體要健康，最好平時注意「健康五要素」：

1.注意飲食：了解自己體質，營養均衡。只吃八分飽。多吃蔬菜、瓜果豆類，少油鹽、味精。每天順利排便。

2.適量運動、走路很好（最好到流汗程度，洗溫水澡後平躺片刻再用餐）。

3.足夠的休息、睡眠。

4.情緒開朗：不生氣。不憂慮焦急。

5.規律的生活。也找時間曬曬太陽。

閱讀文經社的家庭健康叢書，能豐富保健知識，益己益人。但萬一有疾病，仍應就醫為宜。有量血壓與體溫習慣，對不正常出血、酸痛感、分泌物變色、硬塊等，宜警覺並就醫。

我們的建議，都是出於關心您和家人的健康。

文經社 敬啟

推薦序1

你常常排便排得滿頭大汗，或是一兩星期才上一次廁所嗎？筆者於門診常見到此類病患，他們的困擾形形色色，尤以年輕女子與上年紀的病患居多。在檢查確定沒有罹患令人聞之色變的大腸癌之後，常要花許多時間衛教，但是門診時間有限，而且衛教完病患能立刻吸收多少，又是一個問號。這本書提供了以醫學理論為根據，而且不譁眾取寵的良方，來教導大家如何才能順利排便，非常值得推薦。

這本書另外一部分是對痔瘡的介紹，讀者們一定在報章雜誌或甚至電線桿上看到許多關於痔瘡的醫療廣告，在看完這本書之後，希望能對痔瘡有新的認識，知道如何面對「它」和就醫前的處理。事實上治療痔瘡真的沒有偏方，只要有正確的處置就會有很好的結果。手術切除是最後一個治療痔瘡的方法，最大的問題是術後疼痛，以及病患心中的疑惑——「術後是否會失禁？」術後疼痛的問題是手術患者要勇於面對的，有經驗的外科醫師會將疼痛降至最低。通常疼痛會持續一、兩週，然後慢慢減輕。至於大家最擔心的大便失禁的問題，只要是合格的醫師操刀，是不用擔心這個問題的。最近幾年，醫學工程的進步，手術的工具從手術刀發展到雷射刀、超音波刀，最近甚至使用自動吻合器來切除痔瘡。許多原本抗拒手術的病患會因為有雷射、有超音波刀而改變主意。我個人的觀點是：痔瘡手術重要的是手術醫師的經驗和用心與否，他的工具倒不是最重要的因素。多問問開過刀的人，比較能知道那位醫師手術做得好。有時決定手術前，應再問問第二個醫師的意見，這在英文稱為secondary opinion，痔瘡不是一定非得切除不可。

有一點要提醒讀者的，常有直腸癌未被發現，而被當作痔瘡出血來治療，耽誤病情，也有痔瘡江湖術士騙病患說是腫瘤，病人不僅花冤枉錢，又受罪，真是划不來。最後敬告眾讀者，有問題應找大腸直腸外科之專科醫師詳細檢查，針對問題來解決，才不會花錢又受罪。如對醫師資格有疑慮，也可直接打電話到中華民國大腸直腸外科醫學會查詢。在二十一世紀的今天，你應該可以成為一個聰明的醫療消費者。

這本書並沒有高深的醫學理論，也沒有艱澀之醫學名詞，它以很生活化的筆調，教人如何面對排便困難及肛門疼痛，讓人很容易看懂而了解如何自我處理這方面的困擾。身為直腸外科主任，我見過無數受痔瘡所苦的民眾，深知他們的痛楚與無奈，這本書有極高的參考價值，相信可以給「痔瘡族」具體有效的建議與處理方法。

桃園榮民醫院大腸直腸科主任　李應德醫師

推薦序2

喜歡「大事化小，小事化無。」這是中國人的生活哲學，當身體有毛病的時候，很多人也是抱著這種心態，希望能夠過一天算一天。老實說，想要「大事化小，小事化無。」首先，您得先充實自己的醫學常識，與醫生做充分的溝通，尊重您的對手（指痔瘡）並善待您的肛門。「痔瘡不見了」這本書描述了很多實際的經驗，也提供了許多貼心的小建議，更記載了非常豐富的醫學常識，剛好能夠滿足國人喜歡「大病化小，小病化無」的心願，因此我鄭重地向各位讀者推薦，這是一本值得收藏，而且令人想一讀再讀的好書。

我的職業雖是醫師，但我也曾經得過痔瘡，今天以過來人的身份來和各位讀者分享我的經驗。我曾在生產後的幾個月，可能因為工作的關係，須要長時間坐著看門診，又因為缺乏運動，導致排便不順暢，越用力排便則肛門越痛，肛門一痛就更不敢排便，於是商請大腸直腸肛門外科的學長幫忙檢查，檢查的結果發現只是輕微的痔瘡而已，因此當身份從醫師一變而為病人時，我開始檢討自己的生活作息、飲食與運動，當開始改變生活型態時，痔瘡從此不再困擾我了。老實說，我沒有吃半顆西藥，也只服用短期而且少量的中藥，和抹了一點自製的外用中藥紫雲膏而已。

在此，並不是強調痔瘡不需要吃藥或者不須要看醫生治療，而是要告訴各位讀者，即使我本人是醫生，懷疑自己長痔瘡，都得先找該科的專科醫師鑑定一下（醫生要用儀器檢查自己的肛門，恐怕技術上不大容易吧！）先判斷是良性的疾病？還是惡性的腫瘤？是需要外科手術呢？還是內科治療即可？何況是一般民眾罹患肛門的疾病，更不應該諱疾忌醫，把小病拖成大病。

如果檢查的結果，還沒有嚴重到要開刀的地步，此時服用中藥治療，是個不錯的選擇，但是也請您找個正規的中醫師診斷開藥，這樣的醫療品質，比起您道聽塗說來的偏方要有保障的多。此外，時下流行「免痔馬桶」，不僅馬桶座的溫度，可以隨著氣候的冷熱做調整，沖洗肛門的水溫和水量，也可以隨著自己的喜好做適度的修正，對於肛門罹患痔瘡的患者，套一句現在流行的話，「好好寶貝您的肛門，讓它天天享受SPA吧！」別誤會！我可不是在替馬桶公司做廣告，不過天天用水療的方式按摩肛門，對於改善痔瘡，的確有幫忙。

對付痔瘡很難嗎？事實上一點都不難，痔瘡也不是非得開刀切除不可，它只是需要您多一點的瞭解，多付出一點愛心和照顧，希望您讀完本書後，能夠對痔瘡有更進一步的認識，所謂知己知彼，百戰百勝，您會發現，痔瘡原來並不那麼難纏。

台中市仁美中醫診所院長　陳維苓中西醫師

前言
可以「和平共處」，更可以「治得好」！

國人每四人中有一人得痔瘡。痔瘡是非常普遍的慢性病，只是因長在比較隱私、不方便啟齒的地方，一般人不輕易透露患有此疾而已。所以不必難為情而諱疾忌醫，其實每天因此疾到醫院求診的病人多如過江之鯽。

「痔」往往是不知不覺中長在肛門內，直到因便秘多次、或睡眠不足、或吃了麻辣鍋、或「嗯嗯」時受了刺激而引爆，這時肛門內有如夾著一個火球，焦灼作痛，很不好受。若到了三不五時會發作，那就是頑固的痔瘡已「進駐貴體」，生活起居得要格外小心，以免「它」隨時對你發脾氣。再嚴重些的，每天如廁都是一大痛苦，不上又不行，要上就要一番苦鬥與折磨，好多人一想到早上的這堂課，就會發愁。若到了會脫肛（腸）或流血時，哈囉！別懷疑，趕快去看直腸外科醫師吧！不用擔心上醫院，因為醫師必會給你最好的診治。千萬別自己尋秘方、亂服藥，免得加重病情。以最後這種情形，其對工作、出差、外出時所造成的不便、尷尬與不安（比如：「我會因失血過多而昏死過去嗎？」），心理壓力很大，一定要有正確、有效的處理，本書對此有詳盡的解答。

其實，痔瘡沒有那麼可怕，如果對付得宜，可以很快就獲得改善，除非嚴重到醫師認為非開刀不足以杜後患，否則大部分的痔瘡，都可以控制得很好。甚至不打針、不吃藥、不開刀，也可以與之「和平共處」，不再爆發、流血疼痛不止，進而根治。

本書最大的特色是從預防痔瘡發作，到包括如廁、飲食、到有痔時的上班、外出前、洗澡、臨睡前的保平安處理，到突發緊急狀況的對應，甚或上醫院就診、住院，都有正確而非常實際的「How to」建議，這100多條「痔瘡族錦囊妙計」，足夠讓你免除痛苦，恢復健康自在的生活。

要特別申明的是，對付痔瘡的第一步，是要改變生活習慣，包括不熬夜、不過勞，多吃高纖食物，避免便秘和吃麻辣的東西。如果你還我行我素，根本不聽，那別怪醫師，一旦痔瘡爆發恐怕連神仙也沒法子。

其次，奉勸你不要再用衛生紙擦屁股了（增加摩擦的疼痛，擦不乾淨又容易滋生細菌和產生異味），宜改用溫水清洗（但不可使用肥皂，以免加重刺激，同時又將保護肛門的油脂也洗掉）；也不要在洗澡後屁股還沒擦乾就穿上內褲（以免陰濕滋生細菌）。照著做，你很快就會發現這些建議其妙無窮。根據過去經驗，凡接納我們的建議並確實遵行的朋友，沒多久，都會喜孜孜地告訴我們：「果然有效，真是太感謝了！」看著痔友們解除大患後的滿足感，我們好高興！

再者，有痔者應前往有直腸外科專科醫師的醫院就診，中醫部分應找擁有合格中醫師執照的中醫師為要。不要依靠民間療法，以免造成病情惡化。尤其要注意的是，痔瘡常伴隨直腸腫瘤，不可掉以輕心。

很多人以為痔瘡是一輩子治不好的病，也有很多人沒有正確的知識與方法，每天不斷加重自己的病情而不自知（如：為了減肥而不吃含有油脂的食物，結果造成便秘……），也有人認為痔瘡手術一定是「血淋淋的、痛得死去活來的」，其實不會，而且大部分的手術都可在半小時內順利完成。

現在，你可以安心，我們已把你的問題，請第一流的中西醫痔瘡治療醫師在本書中「說清楚、講明白了，你不會有問題的！」

安心醫療小組 謹識

目次

2 飲食的智慧

——纖維食品是預防和消除痔瘡的健康食品

目次

3 上班的智慧

——必須長時間以相同姿勢工作的人，應儘量每個鐘頭換一次姿勢。

4 外出前的智慧

——外出時，預防痔瘡突然出血，應隨身攜帶軟膏

目次

目次

7 選擇醫院的智慧

——若需施行痔瘡手術時，應選擇專科醫生為前提

8 求醫的智慧

——就醫前，應儘可能詳細地寫出症狀的程度和發病時間

9 住院的智慧

——手術後要避免腹瀉或便秘，以免刺激傷口

10 痔瘡的中醫療法

——中西醫合治，將痔瘡一網打盡

目次

第1章

如廁的智慧

——排便通暢，不僅對健康和美容有助益，也是維護臀部健康的一大重點。

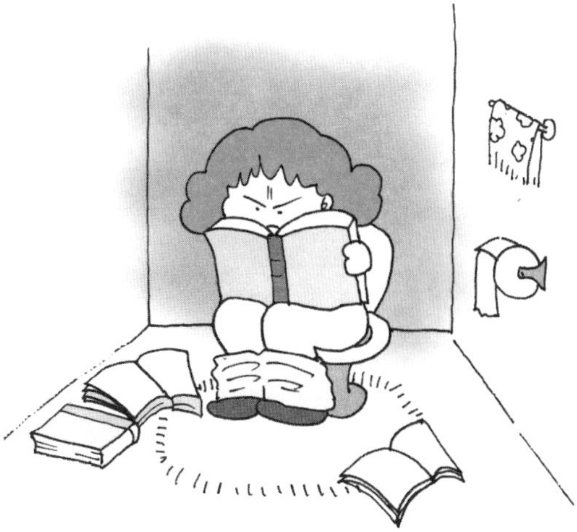

一・每天早上排便通暢，是「消痔」的第一步

古老的東方人把廁所叫做「不淨所」，由這個稱謂就知道廁所曾經給人們多麼陰暗、污穢的印象。不過這幾年改善廁所品質的研究越來越多，為了提供更舒適的如廁享受，市面上不斷地推出各種款式、型態的衛浴設備。人們對廁所的觀念也改變了，從以前隱蔽式、不為人見的舊式廁所，一直到最近豪華講究的歐式廁所，可說是推陳出新。

「吃得順暢、睡得舒暢、排得通順」被認為是健康管理的三大要素，尤其是排便通暢，不僅對健康和美容有助益，也是維護臀部健康的一大重點。痔瘡便是由於對肛門增加了一些不必要的負擔而引起的疾病；為了不使病情繼續惡化，無論在做什麼事時，都要以減輕肛門的負擔為前提。若從這點來看，為了能夠愉快地排便，那麼有一間舒適的廁所，便成為重要的事了。

不過，由於太過舒服，使得如廁「滯留時間」太長也是問題。上廁所的時間越長，相對的就會給肛門帶來較大的負擔，這點跟痔瘡惡化，可說是息息相關。最理想的如廁時間是一分鐘，再長也不要超過三分鐘。患有便秘的人往往都要在廁所中奮鬥個一、二十分鐘，因此便會在裡頭看報紙，這對肛門而言，只會帶來麻煩，沒有任何好處。

為了不跟便秘扯上關係，以及能夠規律化地排便，養成每天清早如廁的習慣可說是大重點。事實上，對所有的哺乳動物而言，排便是再正常不過的生理現象了。

人早上都會有一段感覺想排便的時間帶。這個時候如果趕緊去上廁所的話，就不會造成肛門的負擔。要是強忍住便意不去解決，一旦錯過了時機，只得留到明天解決了。不過若是不排便的話，糞便會堵塞在結腸，水分會不斷地被吸收，糞便也就越來越乾硬，這就是便秘的原因。一旦破壞了排便的規律，便秘很可能就找上你了。

因此，一定要養成規律化的排便習慣。每天早晨心情愉快地上廁所，是對付頑固「痔瘡」的第一步。

二・一大早起床，不讓痔瘡肝火上升的十種方法

1.早十分鐘起床，就是排便通暢的竅門

東方有句俗諺說：「早起撿到三文錢」。這是說如果起得早，最起碼也能有三文錢。不過，如果放到痔瘡上來說的話，早起可就不只是得到「三文」了，說可得到「三兩」也不為過。

每天早上為了多睡五分鐘，別說早餐了，就連排便的時間也一塊兒被刪減掉。時常可以聽到大家這麼說，殊不知在不知不覺中，我們都成為讓痔瘡惡化的兇手。

儘管有便意，還是強忍下來，急著去趕公車。到了公司時，便意早就消失無蹤了。一旦錯過了排便的時機，往往只能留待明早再解決。明天早晨、後天早晨，每天的早晨都重複著同樣的事情，糞便越來越乾硬，久而久之，痔瘡最大的盟友——便秘，就悄悄找上你了。

為了斬斷這種惡性循環，每天早晨只要早十分鐘起床就可以避免。拜這十分鐘之賜，便能夠在家裡悠哉悠哉地上廁所，對「得痔者」來說，可真是撿到三兩以上的便宜啊！

2.早晨只要做五分鐘的體操，一天中都會感到輕鬆、愉快

通常人們看見酸梅時，便會流口水。這是因為我們知道酸梅很酸，即使沒吃光看，也會流口水，這就是反射動作。同樣的，便意也可能因為已經養成習慣了，而成為一種反射動作。

就拿我的例子來說。每天早上我會做柔軟體操以作為獲得便意的「交換條件」。早上一起床後，先做二十次的手指運動（張開手指隨意動二十下）；接下來，做腰部運動——前彎、後彎、左右側彎；然後是雙手繞環、膝蓋伸屈；就以這樣的順序做五分鐘的柔軟體操。做完以後，可以開始洗臉、刮鬍子、整理頭髮了，這時候便意往往就自然地來了。早晨從做柔軟體操開始，這一連串的動作，都可變成反射動作；以此循環，每天早晨固定時間一到，自然就會想上廁所了。

為了排便，只要是能夠培養成反射動作的任何行動都沒有關係，像柔軟體操、做做打高爾夫球的動作等，只要動動身體就好。「晨操」和「排便通暢」，可讓一整天都過得輕鬆、愉快。

3.趕時間的話，可先做兩、三次深呼吸再上廁所

「排便排得快、拼命地用力拉」，都會給肛門帶來很大的負擔。上廁所原本就很容易造成肛門的負擔，若冷不防地突然一口氣解決掉，只會讓痔瘡更形惡化。

不管再怎麼忙，早上進廁所後，應儘可能地放輕鬆，這是保護肛門的排便訣竅。因此，先做兩、三次深呼吸以後再上廁所比較好。因為做深呼吸時，便意隨之而來，排便也就自然通暢。如果蹲了一分鐘的廁所，還是無法順利排便時，千萬不要拼命使勁，不妨暫時走出廁所，稍待一會兒再說。

4.排便應該在三分鐘之內完成

「不想上廁所，也要先到馬桶上蹲蹲」，有些人以為這樣做對預防和解決便秘很有用。實際上正好相反，若是沒有便意，只是蹲廁所，那麼再怎麼蹲也是蹲不出什麼結果來。沒有結果還不打緊，重要的是，這種情形會帶給肛門非常大的負擔。因為蹲不出來，便會使勁，越是使勁越是會造成肛門充血，痔瘡也就越來越惡化了。

理想的排便時間大約是一分鐘。這一點是按照我們的身體組織來考慮的，可說是最自然的排便時間。有了便意後便趕緊上廁所去，從坐上馬桶一直到排出糞便大約是三十秒，這時候大概也都快解決了。大概又過了十五秒，可能會再排個一、兩次，不過都是極少量的。所以我們的身體大約需要一分鐘的時間，一般的排便即可完全結束了。

上廁所的時間再長，也要以三分鐘為限，超過三分鐘是不必要的。若超過三分鐘仍舊無法排便的話，趕緊出來向廁所說「拜拜」，才是明智之舉。

5.不要把雜誌、報紙等帶進廁所閱讀

能夠享有一個人的小天地，不會被任何人打擾——有這種慾望的人越來越多，然而在今天擁擠的空間限制下，這卻是個相當不容易達成的願望。窮則變，變則通，廁所自然而然地就成了看報紙、雜誌的「臨時書齋」了。廁所不但可以隔絕週遭的吵雜聲，而且還是一個確確實實只有獨自一人的地方。

不過，把廁所當成書齋用時，會花相當長的時間在廁所裡看報紙、雜誌，不知不覺中導致肛門充血了還不自知。一旦形成這種結果，排便通暢一事就會成為泡影。

有些人會說：「我家是西式廁所，沒關係啦！」事實上西式廁所同樣會增加肛門的負擔，所以，排便一結束，還是趕緊走出廁所的好。

6.太過寒冷的早晨，可以先準備一條毛毯

在寒冷的早晨，一旦臀部受涼，便會引起充血，對「有痔者」來說，實在是吃不消。

這種情況，並不僅止於屋外而已。冬晨的廁所，也發生過很多讓痔惡化的例子。因此，能夠放個迷你暖氣機是最理想的了。當然，也有因廁所的大小和插座等問題，怎麼樣都擺不成暖氣機的例子。

這個時候，不僅身體感到寒意，就連屁股恐怕也會著涼。為了預防這些，

可以在進廁所前，多加一件衣服，也不妨帶條圍毯進廁所。為了預防早上太過於匆忙時忘記，可事先將圍毯掛在廁所裡最醒目的地方，那麼不管什麼時候想用，都會很方便的。

7.每天早晨，在廁所裡替臀部做「晨浴」

最近的年輕人，一大早起床便去洗澡、洗頭，流行起晨浴來了。

我希望「有痔者」也能夠養成晨浴的習慣，將之當成生活的一部分。當然，這時候洗的不是頭髮，而是臀部。說到「臀部的晨浴」，一定有很多人會想起肛門洗淨器。其實不需要特意地去買這種產品，一般清洗用的臉盆就足夠應付了。

廁所裡可以先準備一個已經盛好水的臉盆，排完便後，就可以直接把它放在馬桶上，然後蹲下來清洗就可以了。只需這樣做，便可以清洗臀部，自然也就防止了痔瘡的繼續惡化。即使在趕時間的早晨，也可以不麻煩地清洗臀部了。

得「痔」者要是能夠做到臀部晨浴的話，不論在公司、在學校，都會倍感神清氣爽。各位趕緊試試看吧！

8.為了要提高清洗臀部的效率，應準備兩個臉盆

臀部「晨浴」可防止痔瘡惡化，因此，若能清洗兩次會更有效果。不過，洗兩次就得換兩次水，對寶貴的早晨時間來說，為了儘可能地提高效率，可事

先準備兩個已經盛好水的臉盆。如果使用這個方法，就可以省掉換水的時間，這樣一來，不但可以不多花時間，而且還能夠讓臀部更舒適、清爽。

9.忙於家事的家庭主婦，也要注意定時排便

對家庭主婦來說，早晨就好像戰場一樣。從準備早餐，一直到送孩子、先生出門，忙得連喘氣的時間都沒有。因此，她們常常會壓抑住便意。

像這種事不斷重覆的話，大都會得到便秘。或許我們可以將患有便秘的主婦，比喻成在戰場上犧牲掉的士兵。家庭主婦如果跟頑固的便秘扯上關係，從此以後，主持家務恐怕就不會再和從前一樣迅速俐落了。一旦「假設」成為事實，無異是擴大早晨的「戰火」。

家庭主婦只要早上一忙得不可開交，就會忽視排便。所以，希望每位家庭主婦都能先設定一個「排便時間」。像是全家都出門以後，或是家人都還沒有起床前，都可以設定為排便時間。為了能夠從容不迫地如廁，一定要自己決定時間，千萬別忘了每天定時排便。

10.如果排便規律的話，時間在夜晚也不打緊

據說大文豪紀德一天只工作三小時，他從早上九點開始，一直工作到中午。在這段「黃金早晨」的時間裡，他十分專注地寫作；之後，便與朋友談天說地過一天。不單單只是紀德，現代人也是同樣情形，能否在早晨聚精會神地

這時候，將使痔瘡肝火上升！

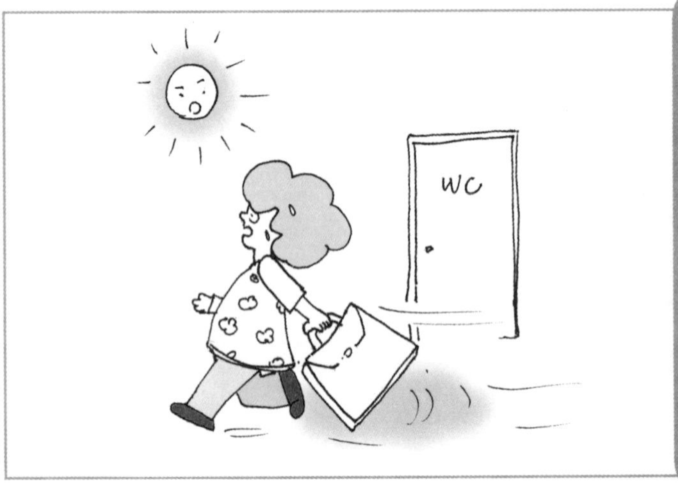

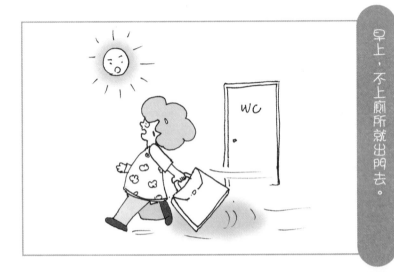

早上，不上廁所就出門去。

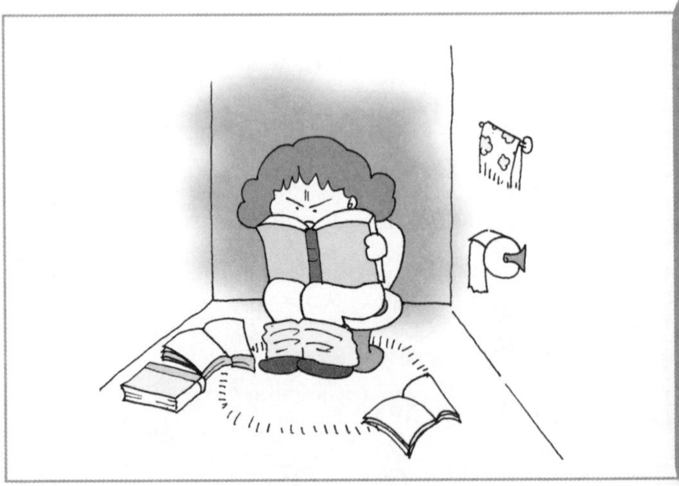

把廁所當成書房。

在廁所裡，哼呀哼地拼命使勁。

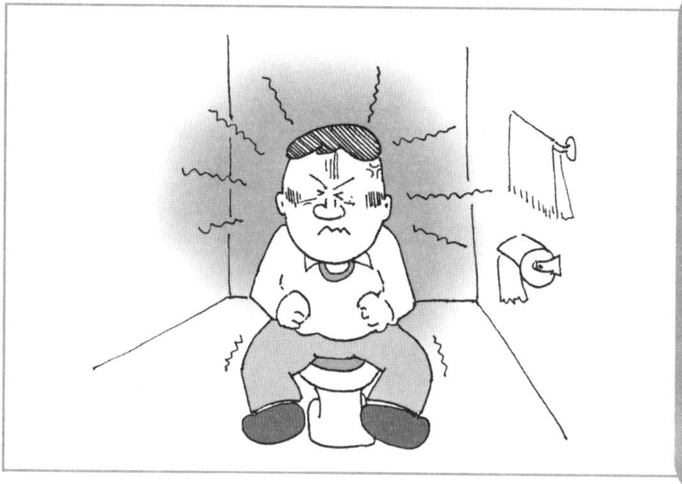

在寒氣襲襲的廁所裡，「吱咯吱咯」地打顫。

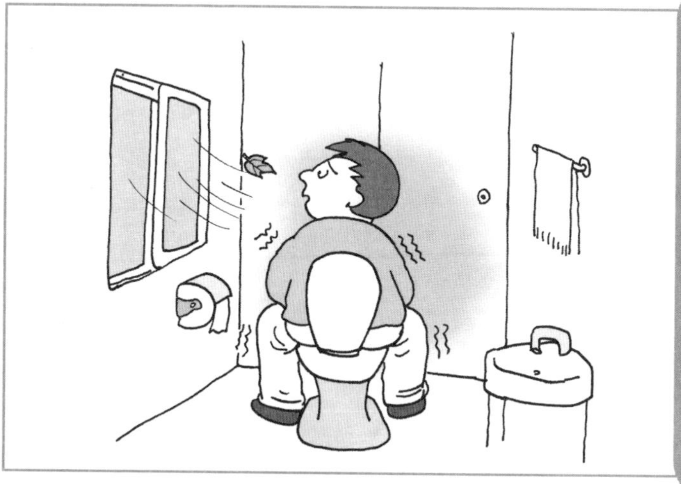

工作，可說是獲致勝利的關鍵。

其實排便也是一樣的，與其在晚上解決，不如一大清早就弄得清清爽爽的來得好。話雖如此，不過仍然有許多「夜貓型」的人，半夜了還在廁所裡哼呀哼地拼命堅持。像有這種習慣性便秘症的人很多，這都是因為早上趕著出門、強忍便意的結果。所以，還是希望每個人，不管睡得再晚，還是要養成早些起床，一有便意便趕緊去上廁所的習慣。

萬一早晨也撥不出時間來方便的話，如果晚上能夠順利地排便，那麼就不會有問題產生。總而言之，只要能在不增加臀部的負擔下如廁，就是好的。晚上排便，上完廁所後洗個澡，讓臀部清清爽爽地好安眠，也是個變通方法。

三．你該知道的防痔知識1

1.什麼是痔瘡？

直腸下端粘膜下和肛管或肛緣皮下的靜脈曲屈、擴大所形成的靜脈團稱為痔。俗話說「十人九痔」，可見痔瘡是臨床上常見病、多發病。隨著醫學的進一步發展，痔瘡病因的不斷研究，有多種學說問世，主要有：①靜脈曲張學說；②血管增生學說；③襯墊下移學說。

痔瘡的主要症狀有便血、疼痛、脫出、局部分泌物增多和排便困難等，常見的一種慢性肛腸疾病。

2.痔瘡易造成哪些危害？

痔瘡最主要的症狀是「便血」和「脫出」，大便時反覆多次的出血，會使體內失去大量的鐵，引起「缺鐵性貧血」。這是因在正常情況下鐵的吸收和排泄保持平衡狀態，鐵的喪失量很微小，正常成年男子每日鐵的喪失量不超過二毫克，而便血的患者，若每日失血量超過六至八毫升則喪失鐵三至四毫克以上。正常人體男性含鐵總量50毫克／每公斤體重，女性約35毫克／每公斤體重，若長期便血，喪失大量的鐵，使體內含鐵總量低於正常，極易引起缺鐵性貧血。

因痔瘡失血而導致的缺鐵性貧血，一般發展緩慢，早期可以沒有症狀或症狀輕微，貧血較重或進展較快時，則會出現面色蒼白、倦怠乏力、食欲不振、心悸、心率加快和體能活動後氣促、浮腫等症狀，一些患者會出現神經系統症狀如易激動、興奮、煩躁等，有人認為是細胞內含鐵酶缺乏所致。以上這些症狀均可在治療貧血、痔瘡後消失。因此若發現患有痔瘡，應儘早治療，以免出現上述症狀，使治療複雜化。

痔瘡的另一個主要症狀是「內痔脫出」。脫出於肛門外的內痔，受到括約肌的夾持，靜脈回流受阻，而動脈血仍不斷輸入使痔核體積增大，直至動脈血管被壓閉，血栓形成，出現痔核變硬、疼痛，難以送回肛門內。

3.痔瘡的種類有那些？

說到痔瘡的種類，大致可分為「疣痔」、「裂痔」、「痔瘻」等三種，其中，以患疣痔的人數最多，比例高達全部患者的百分之八十。

「疣痔」的正式名稱是痔核。一般認為痔核是因為肛門直腸的靜脈曲張所引起的疾病。痔核因為發生的部位不同，又可分為內痔核和外痔核，比例上說來，患內痔核的人數可說是壓倒性的多。因此，一般人所說的痔瘡，就是指內痔核。

內痔核的初期症狀是患者會有出血現象。血量過多時，排完便後便可看見，不過倒是不會感到疼痛。相反的，外痔核的特徵就是會疼痛。

僅次於痔核，位居第二的便是「裂痔」。裂痔的正式名稱是肛裂。顧名思義，裂痔正如其名，患者為了排出硬便，把肛門弄得滿是傷痕。肛門一旦受傷，糞便通過時便會感到疼痛；因為怕痛只好強忍著不去上廁所，使得糞便的水分不斷地被吸收，變得又乾又硬；逼不得已非得上廁所時，硬便就再次地傷害了肛門。如此的惡性循環，不停地重演，正是培養裂痔慢慢惡化的溫床。

第三個是「痔瘻」。痔瘻跟上述兩種痔瘡最大的不同就是，它是一種感染症。肛門部位上有一個叫肛門腺窩的組織，因為這個組織會將糞便的粒子和細菌一塊兒吸收進去，因此，會弄得肛門周圍化膿腫大。一旦膿包破裂，那麼連接肛門內側與外側的一條隧道狀的組織，便會形成痔瘻。

4.痔瘡不是東方人的專利疾病

一般人都覺得痔瘡是一種很曖昧的疾病，因此很少大聲談論，於是間接產生了種種「誤解」，「只有東方人才會得痔瘡」便是誤解之一。

這個誤解的由來，大概是因為中式的舊廁所和西式的廁所不一樣所引起的吧，使用舊式的廁所，必須採取「蹲踞式」，這種姿勢總會給人家「使痔惡化」的印象。

事實的確如此，跟西式廁所比較起來，蹲踞式的廁所較容易引起充血，而且有肛門突出較大的缺點。再加上從前的廁所都蓋在陰冷的地方，可說充分具備了得痔的條件。由此可以了解為什麼會有「痔瘡是東方人的專利疾病」的誤解了。

英語中所稱的「痔」（Hemorrhoid），是從希臘語演變而來的，Hemo（血）rrhoid（流），成了血流，也就是一種出血的疾病。西式廁所的條件應該很好，歐美人之所以還會患痔的原因之一是飲食缺乏均衡。以肉食為中心的飲食習慣，會造成消化不良，很容易就會引起便秘，進而造成痔瘡惡化的情形。

在廁所方面，西式的廁所確實較為適合；不過在飲食方面，則是中式飲食佔上風。所以，為了預防痔瘡，飲食也是重點之一。

第2章 飲食的智慧

——纖維食品是預防和消除痔瘡的健康食品。

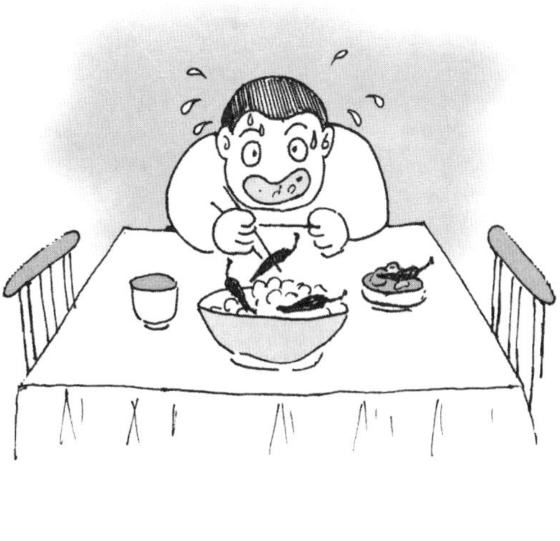

一・花點時間注意飲食方法，有助排便通暢

人的一天是從排便通暢開始的——可以每天都能夠心情輕鬆愉快地工作。「排得通暢的根源」便是吃得舒暢，也就是規律的飲食生活。稍加注意飲食習慣，便可以預防肥胖、心臟病、糖尿病等成人病，一般人都相當明白飲食生活的重要性；不過明白歸明白，過著營養不均、早餐不吃、吃不定時等不正常飲食生活的人還是不少。

為了防止痔瘡惡化，以及預防種種疾病，希望每個人都能夠對均衡和規律的飲食生活多留心些。尤其是「早餐是金、午餐是銀、晚餐是銅」，早餐可說是最基本的飲食生活，它和排便一樣，扮演著重要的角色。

胃裡有食物時，會產生一種胃結腸反應，透過反應，大腸會產生反射性的收縮動作，因此排出糞便。一大早起床，前一天吃下去的食物，大部分都留在大腸裡，胃部則是中空狀態。這時候，如果吃了些東西，胃部受到強烈刺激，便會引起胃結腸反射，進而促進便意產生。所以，若是有充裕的時間用早餐的話，一定會產生便意的。

說到全面性的飲食，若是光吃魚和肉等易於消化的食物，也容易因為便量過少，而引起便秘。為了使排便通暢，對於不容易消化的食物，像富含纖維質

的食物，也該加以攝取。

曾經被認為是渣滓並倍受輕視的食物纖維，現在也以「第六營養素」的身分，嶄露頭角了。

食物纖維在腸內，完全不能被消化吸收，它會增加便量，刺激腸壁，使腸子蠕動更加活躍，因而能夠發揮預防便秘的威力。像昆布、牛蒡、馬鈴薯及豆類等，都含有大量的纖維素。

一天內從飲食中所攝取的纖維量，應該要在十公克以上。十公克要是在從前的話，是相當容易獲得的；不過，在飲食西化的今日，已漸漸產生纖維攝取不足的現象。防止便秘，就是應付痔瘡的最佳利器。總而言之，在餐桌上擺上高纖維食品，可說是一件要緊的事。

二・對付囂張痔瘡的十五種方法

1.如果早餐能夠定時定量，就是最好的臀部健康管理法

「早餐按時吃，身體健康精神好」、「自從……之後，我就一定會吃早餐」，像這類跟早餐有關係的食品廣告，越來越多了。早餐是一天的精力來源，定時定量的早餐，就是創造健康的基本條件，所以像這種「提倡早餐」的廣告，可說是相當有見地的。有很多人都會因早上太忙、沒有食慾的理由，而忽略了早餐，其實這就是工作時常提不起勁的原因所在，中午前，總會覺得頭暈腦脹，沒有辦法集中精神，這就是精力不夠充沛的證據。

想擁有健康，而又不吃早餐——世界上是沒有這回事的。它只會招來便秘，促使肥胖而已。因為包括人類在內，所有自然界的動物，早上都會感覺到有便意。空空的胃袋，一旦有食物進入後，它便會開始活動，促使腸子做反射運動，因而引起便意。如果違反了這種生理現象的話，只得為便秘煩惱了，而其結果就只有增加肛門的負擔一途。如果想擁有清晰的頭腦、健康的身體，那麼就從定時定量的早餐開始做起吧！

2.早餐是重點——改變飲食習慣也是一種消痔方法

身體健康可說是人類的最大資本。在職業運動選手中，有人一大早開始就吃牛排、豬蹄膀等高熱量的食物，以維持、增加體力，像這類選手的人數還不少呢！他們為了應付每天不停的練習和嚴格的測驗，所以必須充分地補充體力，創造精力，像這種「早餐重點主義」，對一般的上班族而言，也是一種飲食智慧。

很多人都把三餐的重點，擺在晚餐的餐桌上。自然而然地，晚餐就成了一天中最山珍海味的一餐。晚餐時所吃下去的食物，在夜間睡眠中會增加胃的負擔，因而第二天早上也就沒有了食慾。結果不是不吃早餐，便是隨便吃半個麵包就出門去。

何妨把重點擺在早餐上，晚餐只吃七分飽呢？當然，如此一來，就有必要每天提早二十分鐘起床了。剛開始一定會掙扎半天才肯下床，不過慢慢習慣以後，不就可以悠哉悠哉地享受吃早餐的樂趣了嗎？內容豐富的早餐，可以提供給身體良好的幫助，同時工作上也就能夠生龍活虎了。不僅如此，全家人也可以藉此機會來個餐桌聚會，彼此溝通。好好地吃頓早餐，可說是一舉數得啊！

3.早餐一定要吃，即使沒有食慾，也要喝杯牛奶或果汁

有很多人必須忍受天天不斷的應酬以及天天上班的疲憊。而且，如果是身

居要職的人，更是有處理不完的公事，當然免不了會緊張、煩惱了。

要是不斷地囤積這樣的生理及心理上的疲勞，早上一覺醒來，也不會覺得輕鬆自在，食慾自然也消失無蹤。這時候，即使平常都吃早餐的人，也會沒心情吃就去上班了，因這個原因所引起便秘的例子也不算少數。胃袋老是空著，是沒有辦法誘發便意的，只得任寶貴的如廁機會白白溜走。

早上，就算再沒有食慾，也要坐在餐桌前，喝杯牛奶或蔬菜果汁。雖然什麼都沒有吃，但是飲料一樣可以刺激胃部，催促便意。如果只是想要得到便意的話，喝茶喝水都沒關係，若想進一步攝取營養的話，則鼓勵大家喝牛奶或蔬菜果汁。

4.前一天晚上，先把餐具等準備好，做早餐的時間就充裕多了

讀書或運動都不能夠太密集、太勉強。最近就有一則報導說，一位小學生在朝會時，因身體不適暈倒在操場，被抬到保健室休息。這位小學生最大的問題就是沒吃早餐。沒吃早餐就上學的小學生中，有些是因為媽媽不做早餐。通常他們的媽媽都會說：「把這些錢拿去，到附近買個麵包吃。」

職業婦女越來越多了，這是不是也意謂著隨隨便便做個早餐的母親也越來越多了呢？一直沒有人對這種情形提出批評，也沒有人硬性規定做早餐是主婦的責任。既然是一家人，何不分工合作呢？如果全家能夠總動員，共同分擔家

享受早餐。

事，就算再匆忙的早晨，也可以愉快地享受早餐。

把第二天早上需要用到的碗盤、刀叉、筷子等餐具先擺在桌上，這些餐具可以大家輪流負責。其實只要稍微用點心思，就能夠有充裕的時間了。如果能夠利用起司、火腿、果醬、速食餐點等來調理早餐，即使是匆忙緊張的早晨，也能夠化匆忙緊張為充裕輕鬆。凡事稍稍動一下腦筋，就可以創造出更好的飲食生活了。

5.睡前一杯牛奶，就是最佳的特效通便飲料劑

為了過營養均衡的飲食生活，牛奶將成為人們強而有力的助手。價格便宜而且飲用方便的牛奶，可說是良質蛋白質及鈣質的寶庫，建議大家每天都能喝上一杯（一五〇～一八〇西西）。特別是患有便秘的人，更應該多喝牛奶。因為牛奶就是最佳的通便劑。

早餐時即使只喝一杯也不錯，若從消除便秘這層意義來看，晚上睡覺前喝杯牛奶，也深具效果。因為喝上一、兩杯的牛奶，跟隔天早上適時產生便意一事大有關係。人們總是貴遠賤近，只因為牛奶實在是太過平常了，而輕視它的效用，這相當遺憾。最近，掀起了一陣健康飲料熱潮，很多人都想從這些飲料劑中，補充營養素的不足。但是，只有牛奶才是最優異的「營養飲料劑」，也是深具通便效果的「特效飲料劑」。

牛奶也有各種種類，足以符合那些挑食的，或擔心卡路里，或者想強化鈣

質的人的需求。選一種適合自己的牛奶，在每晚上床前喝一杯試試看吧！

6.纖維食品是預防和消除痔瘡的健康食品

在各式各樣的健康飲料中，含有食物纖維的飲料是最受歡迎的。在廣告大作文章、大肆宣傳之下，「纖維」這個老詞也搖身一變成為流行語。像這種健康飲料之所以受歡迎，正是因為這種從前被視為渣滓的食物纖維，現在已經具有「第六營養素」的身價了，食物纖維不但可以預防便秘，更可以預防大腸癌，同時對心臟病和糖尿病等的預防，也大有助益。

不過，市面上出售的健康飲料，畢竟也只能居於補助地位，若想要真正攝取食物纖維，還是要從日常的飲食中下功夫，這才是正題。從吃切絲蘿蔔開始，像豆類、葫蘆乾等食品，都是富含纖維素的食物。還有，高麗菜、萵苣、馬鈴薯、南瓜等蔬菜，都是高纖維食物。

7.外食族應多吃些沙拉或水煮蔬菜，以彌補纖維素不足

上班族的午餐，通常得在外頭解決。對「專門外食」的人來說，最易感到不足的就是蔬菜的攝取量。有些人在了解以後，便會儘量避免食用拉麵或者肉類便當等只有一種菜色的午餐，而改吃菜色較豐富、平衡的自助餐。也有些人會多吃一些生菜沙拉。

為了補充纖維素和維他命的不足，

能夠多花點心思是相當好的。不過，既然要多加一樣菜，與其選用生菜沙拉，不如改用水煮蔬菜，會更有營養價值。一天中必須攝取的食物纖維量，大約是十公克。像吃半個水煮南瓜，便可攝取到三公克的纖維素，相對的，一個萵苣大概只有一～二公克的纖維素。還有，蔬菜用煮的或用燙的，具有消毒殺菌的效果，所以，吃高麗菜也是同樣的情形，水煮的會比生吃來得更安全，同時，攝取維他命和纖維素也更有效率。

8. 為了整腸健胃，可吃些酸乳酪

初為人母的女性，無論是誰都會覺得自己的孩子最美麗，即使是癩痢頭的兒子，也是自己家裡的好。做母親的總是這樣，小孩的糞便再臭，但在替他們換尿片時也不覺得噁心。小孩的糞便之所以發臭，主要是由於大腸中的乳酸菌過多所引起的，不過，隨著年齡的增長，大腸菌等惡性細菌便會增多，而對身體有益的乳酸菌便會相對減少，因而引起糞便發臭。

乳酸菌的存在可經常保持腸內的清潔乾淨，像這種整腸狀態正是健康、美容、長壽的關鍵。不僅只有年齡會影響乳酸菌的數量，個人本身的體質和飲食的內容等，也都會產生影響。藥罐子和過度緊張的人，體內通常都會缺乏這種重要的乳酸菌。

所以年紀大、容易緊張的人，都需要藉助外力來補充乳酸菌，這樣才能增進身體健康。讓活性酵母素飲料來代替咖啡，或在生菜沙拉裡加些酵母菌等，希望大家都能夠花點工夫在攝取活性酵母菌上。

9.油脂是減肥的大敵，但卻也是具有柔軟糞便作用的潤滑油

「吃這麼油膩的食物，會影響節食、破壞身材啊！」常常可以在餐廳裡，聽到年輕小姐們，如此這般喃喃自語。為了健康和美容，對肉類脂肪敬而遠之的人不算少數。

確實，脂肪，尤其是動物性脂肪更是肥胖的根源，而且還是促使動脈硬化的殺手。若能儘可能控制的話，自然對成人病的預防有所幫助。但是，別忘了脂肪也是重要營養素之一。如果一直持續完全沒有脂肪的飲食，一定會開始便秘，進而產生各種負面影響。俗話說：「過猶不及」，不正是如此嗎?該如何取捨，還真是一個難題。

應該少用奶油、人造奶油或豬油等動物性油脂，不妨改用沙拉油等植物性油脂。用親手調製的沙拉醬也會比買市面上現成的來得好，如果能多下點功夫，就可以防止脂肪攝取過多，也不用煩惱會發生便秘了。

10.吃辛辣食物時，可將「有否流汗或其他症狀」當作禁止食用的標準

有人開玩笑說，在這和平的時代，年輕人為了追尋生活中的刺激，只好拼命吃些「高辣度」的食品。像咖哩、辣椒、山葵等，可說是大行其道。曾經聽過得「痔」者問：「吃辣的食物，辣到

什麼程度都沒關係嗎？」久而久之，便出現了一種定論：「吃辣的對痔瘡不好」。事實上也有這種例子，有些人在吃了辣食後的第二天早晨，痛得連命都不想要了，而且這些人口為數還不少。

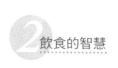

給喜好辣食的諸位先生小姐一個建議：吃辛辣料理時，不妨先試吃一、兩口，要是有身體發熱或出汗現象時，可得趕快停下筷子才是明智之舉。出汗就是動脈血流加速的證據，這時候，臀部的靜脈也會較平常多流過二～三倍的血液，因而引起嚴重的充血現象。其結果就是疼痛再起。

有人為了維護臀部的健康狀況，幾乎什麼食物都限制，這個不行，那個也不行，其實大可不必這麼辛苦，如果能夠將出汗或其他現象當成標準的話，就可以安心地吃香喝辣，而且，也不怕會惹惱痔瘡先生了。

11.多喝味道淡一點的紅茶和咖啡，對消除便秘有很大的效果

不管是洽公或是私人聚會時，總會聽到一句話：「來杯茶或者什麼的好嗎？」說這句話時，就是指喝「咖啡」。咖啡跟我們的生活具有緊密的關係。早晨，眼睛一張開就喝一杯，吃完飯後再來一杯，心情好跟不好時，也可以來一杯，一天中喝個兩、三杯咖啡的人還不少哩！咖啡含有咖啡因，會減緩腸胃的蠕動，促進動脈的硬化，更會囤積脂肪。儘管有此一說，不過，一天喝兩、三杯咖啡是不會有問題的，而且也不會因為刺激，而對痔瘡產生不良影

這時候，將使痔瘡肝火上升！

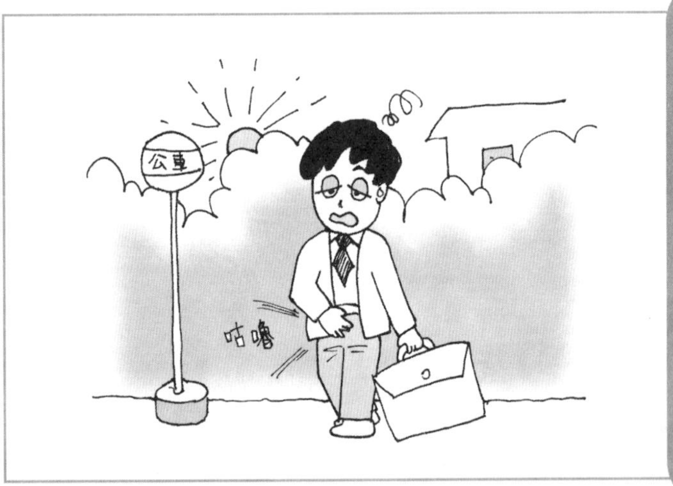

不吃早飯就出門。

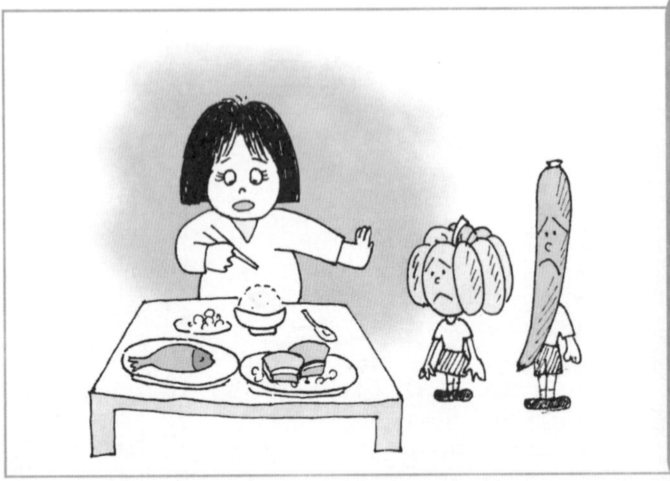

對南瓜、牛蒡之類的蔬菜，一律敬而遠之。

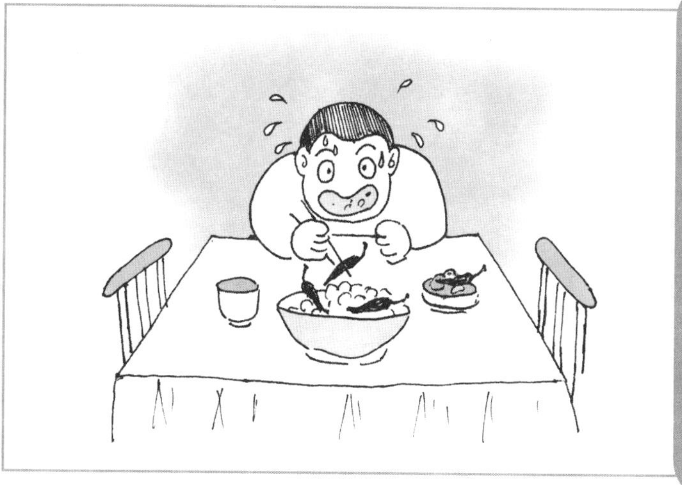

酷愛辛辣食物。

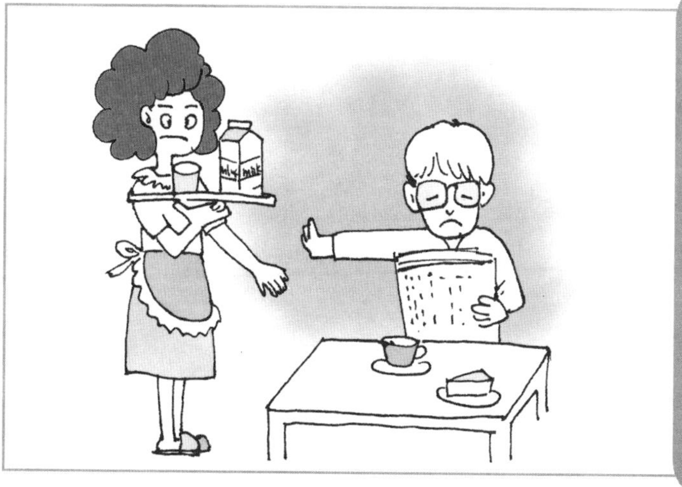

視牛奶如敵人，絕對拒喝。

響。

如果能夠好好利用咖啡的話，就可以預防並且消除便秘。為了使排便通暢，水分的攝取很重要。喝幾杯味道較淡的咖啡，自然就能夠充分地補充水分了。與其喝兩杯濃咖啡，不如喝五杯薄咖啡，對創造健康的生活，將更有幫助。

喝茶也是同樣的情形。為了維護臀部的健康，預防成人病的發生，對於任何嗜好品要是都能夠採取「淡薄取向」，可說是最好不過的了。

12.非到必要時刻，絕不輕言使用瀉藥

自從「辛勞工作」成為流行語以來，為了追求更適合自己的工作而離職、轉職、跳槽等事件，對工作者而言，已經成為家常便飯了。就在「自己的人生自己創造」如此這般的積極想法下，不僅僅是工作，像健康管理之類的事情，也成為重要的因素。不論是那一種疾病或者創傷，到最後是否能夠得以康復、痊癒，可說是完全操縱在當事者手中的。醫生的地位也只不過是對病人施以援手，從旁協助而已。

如果正在為便秘而苦惱不已的人，最好還是從修正自己的日常生活著手。慢慢地改善自己的身體狀況，最後自然可以獲得最自然的排便方式了。一味地倚賴市面上出售的瀉藥、浣腸劑絕非良策。瀉藥用多了，會成為一種習慣性，久而久之，就不會以自力來排便，而且會產生倚賴性。當然，也會擔心因使用

過多，而引起副作用。

話雖如此，但要是便秘久久不見改善，不用說一定會引發痔瘡，造成生理、心理上的種種傷害。所以若是有因生活上的變故或精神過度緊張，而引起持續便秘的情形發生時，逼不得已只好使用瀉藥來對付頑固的便秘。

13.應該事先知道瀉藥的種類

常常可以聽到一些年輕女性談起她們的經驗。明明只是想要稍微瘦一點，沒想到卻弄壞了身體，這就是胡亂使用瀉藥所造成的禍事。所謂的「減肥劑」，有很多都是瀉藥改裝而來的。用多了以後，不知不覺中就會損害身體。有些瀉藥打著「對身體無不良副作用」的廣告，但藥畢竟是藥，用多了，一定多多少少會產生一些不良反應。所以瀉藥的使用，應該以「十萬火急」時才使用為大前提。為了能在緊急場合，清楚地知道如何使用，所以事先對瀉藥的種類和作用有個概略地了解是必要的。瀉藥一般可分為兩大類。分述如下：

「刺激性瀉藥」刺激腸子，加強其蠕動作用，讓分泌物增加，因而促使排便。

「機械性瀉藥」有柔軟糞便，並增加分量的作用。使其接近自然糞便的狀態，因而促使排便。

一般在藥局可以買得到的瀉藥，大部分屬於前一種類型。這種瀉藥會刺激腸部，藉以強迫排便，所以，若是長時間使用的話，就會引起腸方面的疾病。跟前者比較起來，後者的副作用就少多了，不過，要等到藥效發揮作用，得花上半天的時間，然而為了身體著想，還是儘量使用後者比較好。還有一點，買瀉藥的時候，跟藥局的藥劑師溝通，也是必要的。

14.一天一粒蘋果可以保護腹部，也是最自然的「整腸劑」

德國有一句俗諺說：「每晚吃一個，醫生不用找」。這裡建議大家吃的，就是蘋果。蘋果皮含有豐富的果膠，具有優異的整腸作用，因此，晚餐後吃個蘋果，第二天早晨排便就會很順利。實際上，吃蘋果治療便秘和拉肚子都很有效，所以，對維護臀部的健康而言，蘋果可說是最適合且最理想的水果了。

東方人有一種「蘋果療法」，是專門對付拉肚子的。吃下帶皮的蘋果，可幫助停止拉肚子。一天四次，一次吃一～兩個蘋果，而且只能吃帶皮的蘋果，其他食物一律暫停食用。這是一種從經驗中體會得來的民間療法，對於治療腹瀉，相當有效果。

常常為便秘或腹瀉所苦的人，若能多吃蘋果，也是一種治療方法。水果有各式各樣的食用法，直接帶皮大口大口地咬，或做成果醬、打成果汁，甚至也可以煮來吃。只要稍稍用點心思，就可以獲得豐富多變而又健康的飲食生活了。

15.如果能天天記錄排便日誌，也是萬全的臀部健康管理法

據說考古學者非常重視糞便化石。動物也好，人類也好，都可以從他們的排泄物化石中分析出在他們生存的時代裡所食用的食物有哪些。

糞便可以教給人類很多東西。它的重要性，即使在今天也不曾改變。像營養是否均衡、飲酒是否過量、飲食生活有無紊亂，都可以從糞便看出結果。因此若罹患便秘或腹瀉，可說是身體健康亮起紅燈了。

為了確實做好肛門的健康管理，不妨寫一下排便日記。使用一般的日誌本或筆記本就可以了，凡是關於每日的飲食內容、糞便硬度、有無出血等的健康狀況，或者感想，都可以做個簡單的摘要，將它記錄下來。如果能夠有恆心，從不間斷地做記錄，那麼，不僅是對飲食生活，就連日常生活，也都能有一個全盤的了解與檢討，如此一來，就可以身心愉快地過日子了。

三．你該知道的防痔知識2

1.為何有「十人九痔」之說？

俗話說，「十人九痔」，這說明痔的發生極為普遍，那麼為什麼人容易得痔瘡呢？我們知道，肛門直腸位於人體的最下部，人又處於直立狀態，而直立狀態給痔瘡的發生提供了良好的條件。科學家們發現，至今尚未在動物中發現有自然狀態下生痔的，這可能與四肢動物肛門位置較心臟位置高，有利於肛門直腸的血液回流有關。人類直立狀態使肛門位置相對較低，可能影響到肛門直腸的血液回流，以致在地心引力的作用下易於生痔。此外，感染因素也可導致痔瘡的發生，如靜脈周圍發炎會使血管壁脆化、薄弱，引起靜脈曲張，最後形成痔。

便秘、不良的排便方式與痔瘡的形成有密切關係。當糞便進入直腸並積存達到相當的數量後，由於壓力刺激，直腸壁會反射性地產生便意，此時若不能及時將糞便排出、排空腸道，則糞便將因其中的水分被吸收而形成硬性糞塊，進而擠壓和損傷痔靜脈，同時大便變得更不易解出，如果這種刺激長期存在，就會逐漸形成以小動脈為中心的靜脈曲張性團塊，最後增大成痔。如果飲食不節，或因長期菸酒辛辣刺激而導致腸黏膜充血水腫，也可釀成痔瘡。

妊娠和分娩因素也可引發痔瘡，這是由於子宮增大壓迫，導致痔靜脈瘀血、排便障礙、糞便變硬、排便用力，孕激素、鬆弛素等妊娠激素也會使血管擴張，從而引發痔瘡。

此外，遺傳因素、職業習慣也都與痔瘡發病有關，如店員、理髮師等長時間站立者；翻砂工人、長時間下蹲者；銀行職員和打字員久坐者，均是痔瘡的好發族群。

2.只有男性才是得「痔」者嗎？

「痔瘡是男人的專屬疾病」，一般人的這種觀念都相當強烈。實際上，男女得痔的機會幾乎是沒有什麼差別。每天，長坐不起的工作者，下班回家後拼命喝酒的上班族，雖然是以男性的人數居多，但以患痔核的比例而言，男女之比最大的限度，仍然有六比四。可見痔瘡並非是男人的專利。

女性，特別是家庭主婦，因為需要天天煮飯、洗衣、打掃房子，因而肛門的血液循環通常不錯，從這點來看，確實不容易得痔。不過，女性在懷孕、生產期間，讓痔瘡惡化的機率卻相當高。

懷孕、生產期間之所以會使痔瘡惡化的原因，就是因為胎兒壓迫到腹部的大靜脈，因而引起肛門充血所造成的。懷孕時，上醫院求診的女性也不少，原因即在此。

此外，裂痔多發生於年輕的女性身上。年輕小姐，通常不好意思在大庭廣眾、眾目睽睽之下去上廁所，因而使糞便變得又乾又硬。這種硬便每每弄傷肛門，裂痔便由此生根。

相反地，男性有比較自由的排便機會，因此而引起便秘的例子也較少，所以患裂痔的男性就沒那麼多了。不過，男性患痔瘻的人數卻異常地多。

痔瘡是一種肛門疾病，所以也就不好意思向他人提起病情、症狀，尤其是女性，更是有強烈的傾向；這或許也是為什麼人們會認為痔瘡是男人專屬疾病的原因吧！

3.小小年紀，竟然也得「痔」！

「小孩子也會得痔瘡？」說起來一定沒有人會相信。但是，確實是有才剛出生，還在餵奶的嬰兒就患了痔瘡的病例，這種情形，多以患痔瘻最為常見。嬰孩的糞便，一般都較柔軟、稀鬆，就如成人腹瀉時所排的糞便差不多，因此，便很容易進入肛門腺窩中，而形成痔瘻。

小孩子自己本身還沒有訴說症狀的能力，通常是媽媽發現異狀時，馬上就大驚失色地將小孩送到醫院去。像這種弄不清原因的情形，大部分都發生在男嬰身上。無論是誰都一樣，如果想發現嬰兒是否患了痔瘡，除了做母親的多留心觀察以外，就找不出其它方法了。所以平時就得多注意一下糞便的硬度以及分泌物。

此外，由於嬰兒的臀部組織非常柔軟，就算經常便秘也不容易弄傷肛門，即使弄傷了肛門，復原力也很強，不需要太擔心，因此，嬰兒不容易得裂痔。

至於「痔核」，因為它只發生在用兩條腿走路的人類身上，所以尚在爬行階段的嬰兒，也很難得到痔核。現在，最早的病例是十五、六歲，一般是從二十歲後半期開始進入危險期，三、四十歲得「痔」的人最多了。

尚未滿二十歲的人，可以暫時安心。痔瘡，站立的時間越久，越容易惡化、患病。特別注意烈酒痛飲和便秘，可以有效地預防痔瘡的發生。

第3章

上班的智慧

——必須長時間以相同姿勢工作的人，應儘量每個鐘頭換一次姿勢。

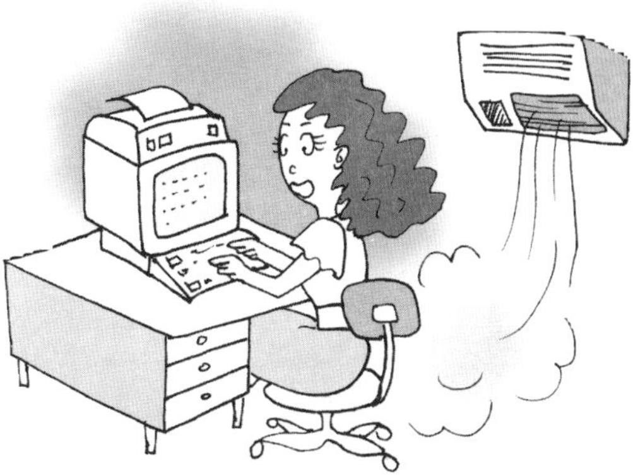

一・多活動，有益「臀部健康」

有很多坐辦公桌的上班族，和一些計程車司機，都會為「痔」所苦。雖然沒有確實的統計數字，但是若考慮到這些人都必須長坐不起地工作，也就不難想像何以「得痔者」的數量驚人了。長時間保持相同的姿勢，一定會造成臀部血行不良，這就成了培養痔瘡的大溫床。

自從人類用兩隻腳走路以後，就決定了必須為痔苦惱的命運。人類的血液，由心臟輸送到全身各部分，再循環回到心臟，像這樣的血液循環的折返點，就是肛門。直立行走時，肛門的位置比心臟低，血液要返回心臟就比較困難。此時血液便會滯留在肛門，而形成痔瘡。

這是從人體構造來說明，為什麼必須長時間以相同姿勢來工作的人，大多得痔的理由。像從事這類職業的工作者，如要應付痔瘡，就得儘量避免光坐不站，或光站不坐的情形。最起碼一個鐘頭要變換一次姿勢。必須坐著工作的人，不妨站起來稍微走動一下，伸伸腿、屈屈膝也很具效果。

此外，還有一個普遍的現象是，現代的上班族都會陷入運動不足的狀態，而必須找時間來活動活動筋骨。不過，像目前非常流行的運動俱樂部、健身房等，倒不見得有參加的必要。一天只要十分鐘就夠了，就算只有養成「走路」的習慣，也能夠消除運動不足的問題。

走路是一種需要全身肌肉互相配合的運動。走路時支持脊椎骨的伸肌群和屈肌群都需互相合作才能完成此一動作。也就是說，全部的肌肉一起活動，全部的肌肉一起休息。在如此的配合之下，得以收縮、緩和，不停地重複運作。如此一來，可活潑全身的血流，並加速新陳代謝，使囤積下來的疲勞物質被血液帶走。這對防止痔瘡惡化，有很大的幫助。

此外，走路不僅可以促進血液循環，而且對痔瘡最大的幫手──便秘，也深具消滅功效。如果能在走路的過程中適度做些運動，更可刺激腸、胃，活潑其作用。以走路來應付痔瘡，真可說有「一石二鳥」或「一石三鳥」的功效。

二・工作時，讓痔瘡得以休息的十五種方法

1.若是搭公車上班的話，最好在前一站下車，步行到公司去

雖然說喝牛奶對身體健康很有幫助，但這並不是說光喝牛奶就可以獲得健康了；喝了牛奶以後，就可以在家裡呼呼大睡。相反的，這樣做只會損害身體健康。歐洲人有句俗話說：「送牛奶的人，比喝牛奶的人健康」，道理就在此，用意在勸人多活動。

儘管有很多上班族深知走路益處多，但礙於時間，迫於工作，總是沒法子來「走路」。尤其是坐辦公桌的上班族更要注意。平常在上班時，走路的機會已經不多了，再加上下班後或星期例假日，總在家裡呼呼大睡，這種情形，對臀部而言，都是相當不體貼的行為。也難怪會成為「有痔者」了。運動不足和便秘是使痔瘡惡化的要因。

運動，其實也不需要準備什麼、或做某些特別運動。只要多多走路就行了。像上班時，提前在前一站下車，「安步當車」地走到辦公室；只需這樣做，應付運動不足就綽綽有餘了。

2.上班時，換雙適合走路的慢跑鞋

數年前，曾有報導介紹一群在紐約工作的年輕傑出商業人，也就是所謂的

「雅痞」。專集甫一推出，就引起了熱烈的迴響。他們在光鮮亮麗、西裝畢挺之下，穿的卻是一雙耐跑耐跳的運動鞋，當時成為一股流行風潮，聚集了所有商業人的目光。當然，對這群有「四十歲以前拼命工作，以後過悠然自得的日子」觀念的雅痞而言，穿運動鞋去上班，絕不是為了趕時髦。他們是為了自己的健康在做準備，這種合理的精神，充分表現在穿運動鞋上班這件事情上。

走路雖然對健康，特別是臀部健康有所幫助；但是如果穿皮鞋來走的話，恐怕會傷害到腰和腳。不妨上班時穿雙運動鞋，到了公司再換上皮鞋，這樣就可以維持臀部的健康了。

最近，有一種步行專用的慢跑鞋，就是「Walking Shoes」，品質好的很多，可以把腳完全包住，穿這種鞋的話，就可以輕鬆地四處走了。

3.可以利用等車時間，在站牌附近走走，也是預防痔瘡的方法之一

若上班族能夠利用等車時間，動動身體，是一件好事。說到等車，說不定在這段期間內一直站著，也會給腰部和痔瘡帶來不良影響。

有些人就住在公車站附近，有些人得一整天坐在公司裡辦公，對這些已經少有走路機會的人而言，利用等車時間，在車站附近走走，也是個變通的方法。在車子還沒來以前，在車站的前後左右隨處走走，不要妨礙到別人，這樣就是一種很好的運動了。有時候碰巧車

子剛好來了，何妨目送它，等下一班呢？就利用下一班車來到之前的時間，四處走走就可以了。

上班族經常感嘆沒有時間運動，這都是不用心的藉口。儘管每天早上只做幾分鐘的運動，要是能夠持之以恆天天做，對臀部的健康將有顯著幫助。

4.在車上做「提肛運動」，可強化臀部功能

有人說「大地主」跟「大痔主」的共通點是：「自己的東西，從來不讓第二者知道。」此話所言甚是。我們經常可以在車上看見某些人，痔瘡突然痛起來，明明已經痛不欲生，卻還要裝做若無其事一般，輕輕慢慢地改變坐姿，怕的就是被人家看穿自己是得「痔」者。也有人故作看報狀，暗中卻拼命地想把脫出的痔瘡壓回去。奉勸這些欲哭不得，拼命努力的得「痔」者，做做「提肛運動」。

提肛運動的方法極其簡單，只要收縮肛門就可以了。先是用力繃緊肛門練十～三十秒；接下來解除力量，慢慢放鬆，約十～三十秒。如此需重複三次。

提肛運動的特徵是不管在什麼地方、什麼時候都可以做。搭車、開會都行，而且做此運動時，臉上看不出任何跡象。緊縮臀部時，就可以從不快感中解脫。繼續做提肛運動，可以鍛鍊括約肌，所以如果痔瘡尚輕的話，它也具有將脫出部分壓回的效果。此外，肛門運動還可以使臀部的曲線更優美，所以建議女性不妨一起來。

5.若搭車時間過長，應時常變換坐姿

搭火車、飛機做長途旅行，或開一個冗長的會議時，都不得不將臀部委託給一張又窄又硬又拘束，坐起來很不舒服的椅子。此時是否要讓臀部安心，或者讓它品嚐如墜地獄之苦，就端視個人而定了。為了維持臀部的健康，坐一段時間後，就動動上半身，腳指頭也要用力伸展一下，儘量改變坐姿。只需如此，就可以從地獄裡解放出來了。

搭火車和飛機時，不可能在車內或機上來回地走。因此，可以到廁所裡去，伸伸腰，屈屈腿，動一動身體。還有，坐在座位上時，可以隨時交換一下盤腿的左右腳。你大概想不到，只需要這樣做，就可以預防肛門充血。

6.長時間坐辦公桌工作的人，要常常站起來活動筋骨

前些日子，搭計程車時，在車上跟司機先生閒話家常，聊著聊著也不知道怎麼地竟然談到痔瘡。這位先生提到，他的同事中，有很多人都是有「痔」者。從理論上來考慮，從事這行的工作者會為痔所苦，並不是什麼新鮮事。一直處於長時間久坐的狀態，肛門一定會受到壓迫，因而使得肛門血液循環不良，自然就容易引起充血。

為了保護臀部，切記不可長時間保持同一姿勢，不論是長坐、久站都是臀部的大敵，若是因為工作的關係，不得不採用同一個姿勢時，至少也要一個鐘

頭活動一次筋骨。這是很重要的，可得多留心。

對於從事內勤工作的人，不妨站起來，在辦公桌附近走走，或者伸腰屈腿，做些適度的運動就很好了。注意可別給周遭的人帶來不便，尤其是做像身後彎腰、上身繞環等較大動作時，更該注意到旁人。盡量地舒展身體，對身體而言，是一種好的刺激。

7.若是感覺到臀部越坐越冷，可在椅子上鋪層褥墊

人類由於所住的環境和所吃的食物各有不同，因此在精神和體力上，也隨之各有差異。所以，對居住環境和飲食起居這兩方面的影響力，可得多加注意。

有不少上班族待在辦公室的時間都要比待在家裡的時間來得長，對現代的上班族而言，辦公室已經成了一個左右精神、體力的重要「居住空間」。最近，有人開始注意到辦公室的環境和工作效率之間的關係，而且還發現，辦公室實在不是一個適合居住的環境空間。

尤其是椅子，在辦公室內扮演著一個重要的角色，幾乎是所有的工作時間都要坐在上面渡過，因此，椅子的「居住性」就變得相當重要了。一般的職員，公司提供的大都是塑膠椅子，這種乙烯合成塑膠做成的椅子，保溫性和吸溼性都很差，對痔瘡而言，絕不是一個好環境。為了不要讓臀部越坐越覺得冷，不妨在椅子上鋪層褥墊。只要一塊褥墊，就能夠更有精神地工作了。

8.若是坐得太深太沈，會形成臀部的大敵

任何事情都會有「過猶不及」的情形發生，就連「坐椅子」這件事也不例外。冷冰冰、硬梆梆的塑膠椅子，固然對臀部不利，但軟綿綿、鬆垮垮的椅子也未必就好。

座椅如果恰好可以塞進一整個臀部，而且椅墊又鬆又軟，坐上去時，臀部便會整個沈陷下去，此時，身體的全部重量會全都壓在臀部上。而且，臀部的肌肉會發生痙攣現象，對肛門造成負擔，因而引起充血。改變坐姿時，由於臀部的皮膚會舒張，就不會對肛門造成多餘的負擔。如果使用不會使臀部下陷的椅子，就可以讓大腿和臀部共同分擔全身的重量，如此一來，臀部的負擔就可以減輕一些。

有一些患痔瘡的人，根本對椅子漠不關心。其實，只要一張椅子，就足以使痔瘡惡化了。以辦公室為主，上下班搭公車、上餐館等，「坐」的機會，可說是相當地多。對臀部而言，怎麼樣的椅子，才是好椅子呢？諸君不妨想想！

9.在冷氣房裡，可事先準備毛毯

最近，大概是冷暖氣系統太過於發達了，以至於季節的變化都很難以感受得出來。不僅如此，「夏涼，冬暖」的情形也越來越普遍。

特別是在辦公室，由於出入的人多，因此冷氣總開得很強。這種情形對一整天待在辦公室裡，坐在辦公桌前的

工作者來說，可就不是舒服的涼快，而是冷得想抱棉被。原本是冬天代名詞的「感冒」，現在在夏天裡也大大地流行起來了。這便是由於冷氣太強所引起的。

經常會聽到，因為冬天太冷了，臀部受不了，因而使痔瘡不斷地惡化。最近，得痔者在夏天也會感到疼痛的病例越來越多，這正是因為冷氣太強所惹出來的麻煩。所以，即使裝有冷氣，也不能舒舒服服地過一「夏」了。

因此，千萬不要漠視「夏寒」，就算相當麻煩，也要準備一條較薄的毯子，擺在公司裡，把應付冬天的對策，直接運用在夏天的冷氣房裡，這就是保護臀部的上上之策。

10.工作時若感到疼痛，就得趕緊站起來，向椅子「鞠躬」

「溺水者會攀草求生」，這也描寫人類急不暇擇的俗語，實在是很傳神。假使在辦公室裡，突然痔瘡發作，痛了起來，恨不得早點脫離疼痛的心情，正是這種心境。

因此，為了預防發作時難忍的疼痛，應該要事先有所準備。工作中痔瘡突然疼痛，是怎麼樣也坐不住的。此刻慌亂之際，抓的可不是稻草、麥桿，而是抓椅子。它可以解除菸血，稍微緩和一下疼痛。

「抓椅子」的方法很簡單，先用雙手抓住椅背，將身子向前彎，躬起上半身，頭部自然地靠在椅背上。讓臀部的位置，成為身體中最高的位置。就是這樣，向椅子深深地一鞠躬。

11.冗長的會議或接洽商談時，可事先將痔瘡栓劑插入肛門內

曾經有過暈車經驗的人，都知道那種七葷八素的滋味，自此以後，為了不再領教那種滋味，都會在搭車以前吃暈車藥。這可說是為享受愉快的旅行或兜風，所想出來的「預防對策」。

對「有痔者」而言，也有相同的故事，常常可以聽到有「痔」者談起，有時候正在開一個漫長的會議，或正在接洽一件重要的商務，冷不防地痔瘡突然疼痛不堪，更糟糕的是，發作的地方卻不是在自己的工作地盤上。像這種失策，第一次碰上是沒有辦法的事，但若是連著兩次、三次……還不知預防的話，問題就嚴重了。為了不再重蹈覆轍，有一個預防對策就是「痔瘡栓劑」。在必須出席會議或洽談公事等重要場合時，可在事前先將「痔瘡栓劑」插入肛門內。「痔瘡栓劑」原本是在疼痛或出血時才使用的藥劑，不過，事前先使用也有效果。

雖說如此，這種方法也只不過是一時應急的措施。每次有會議或商談時，就可以使用這種方法，以事先預防。只要花這點工夫，就能夠穩住工作的效率了。但前面也提過，這是一時措施，為了根本地止痛和止血，還是要到醫院去才是上上之策。

臀之禁忌③

這時候，將使痔瘡肝火上升！

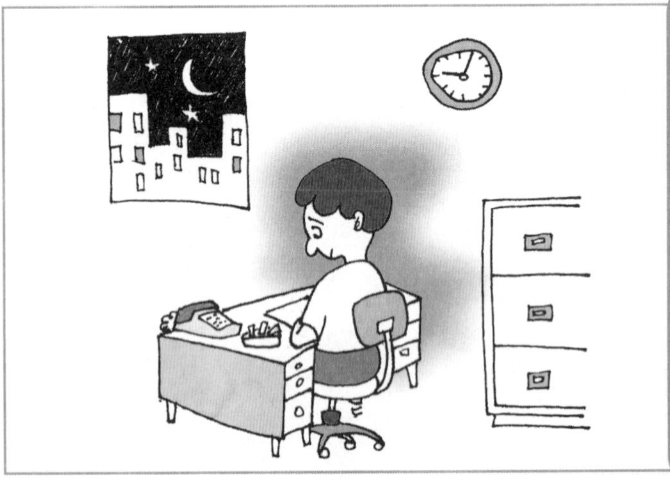

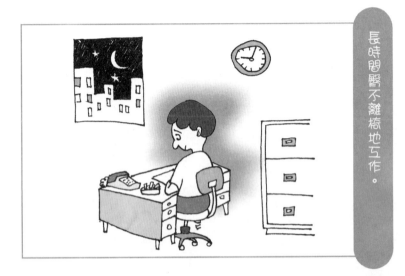

長時間臀不離椅地工作。

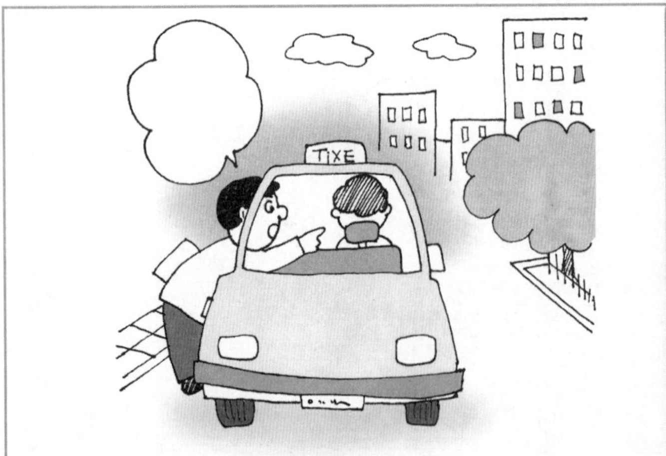

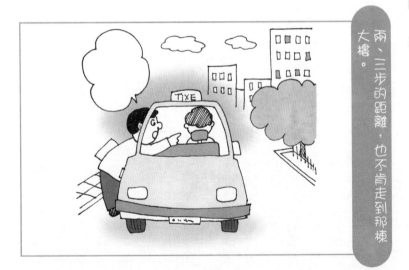

兩、三步的距離，也不肯走到那棟大樓。

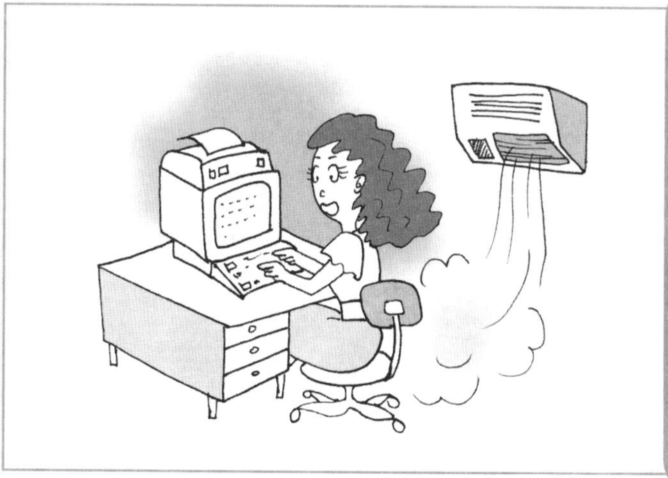

工作時，腰部雙足沈浸寒冷中，也不介意。

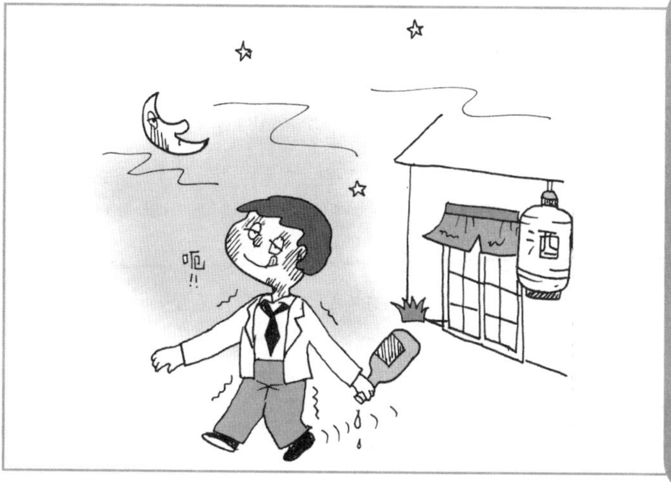

每天，下班後必至酩酊大醉而歸。

12.貼身內褲最好選用透氣性良好的棉織品

聽說最近的年輕男性，也越來越愛打扮了。即使是小小的一雙襪子，也要斟酌考慮半天。就以到我這兒的年輕患者來說，竟然意外地發現到他們越來越喜歡穿「大褲管」型的內褲。

這種類型的內褲，不僅只是年輕人，我也要建議「有痔者」多多採用。因為這種內褲，可確實地防止潮溼，使臀部能夠保持乾爽。它不像貼身內褲，由於伸縮性太優異了，便會將整個臀部包得密不通風，透氣性一差，就容易潮熱，甚至發霉滋生病菌。

當然，想讓那些穿慣了貼身內褲的人，立刻換過，也不是一時之間能改善的事。對於這些人，建議他將內褲的質料，改用純棉類的，也同樣具有效果。內褲的質料，可說是種類繁多，不一而足。為了保持臀部的健康，就從今天開始實行吧！

13.冬天外出時，不妨穿細筒褲

有一句俗諺說：「愛美不怕流鼻水。」現在的年輕男性都已經變成愛美者了，為了愛美，幾乎看不到有人穿細筒褲了。取而代之的是滿街穿著西裝外套、短夾克，看起來顯得相當暖和的新人類。

不過，上半身看起來很暖和，但是下半身，尤其是腰部周圍，卻是暴露在冷空氣中，這就成了讓痔惡化的根源。臀部一受冷，血管便會收縮，很容易就引起充血。特別是在寒冷的天氣不得不外出的時候，最好能夠穿細筒褲。必須接受寒風吹襲，又得長時間站立的警衛和旅館、飯店的接待員，更該注意衣著的保暖度。

談到年輕女性，穿細筒褲也許有點像老婆婆的樣子，但若只是為了裝飾門面，而換來痔瘡惡化的代價的話，又豈只是「愛美流鼻水」而已！

14.宴會時，端坐比盤腿而坐更不會對肛門造成負擔

老實說盤腿而坐實在是痔瘡的大敵。盤腿而坐時，肛門整個落在塌塌米上頭，這樣坐只會給肛門帶來額外的負擔。而且，盤腿而坐想站起來時，會比坐在椅子上想站起來時，產生更大的腹壓，如此一來就容易引起充血了。因此，對臀部而言，能夠自由地來回走動的西洋式餐會是較好的方式。

不只是宴會的場合，在家裡下棋，或打幾圈衛生麻將時，與其盤腿坐還不如端坐。重要的是，端坐姿勢看起來也較雅觀。雖然說端坐好處多，但要是通宵打麻將，坐上一整夜，那麼端坐或是盤腿坐都沒用，因為只要是長坐不起，管它是哪一種姿勢，都是只有百害而無一益。

15.酒，千萬不要「再來一杯」！

古云：「酒是百藥之長」，遺憾的是，一旦用在痔瘡上頭，就完全走樣了。有句話說得好：「萬病皆由酒而起。」每到過年過節、年終尾牙時期，

「得痔」的人數會明顯地增加，這就是最好的證據。即使是平常能夠節制酒量的人，一到這些時期，可就不管這麼多了，先痛飲一番再說。

酒精有麻痺神經的作用。平常痔瘡發作疼痛時，只要喝了酒，便可以稍減疼痛，就是這個道理。不過，酒精也有增加血液流量的作用，因此酒一喝，血液也會快速地流入肛門，其結果就是引起肛門的靜脈充血。

正在開懷痛飲時，痔瘡變得異常安分，但是，只要到了第二天早晨，它就會還以顏色，開始大作亂、大暴動。由於充血現象已產生，必須忍受抽痛的痛苦；更嚴重的是，排便時說不定會大出血。為了避免這種後果，可得相當注意飲酒才行。提起喝酒，想要喝到一半就喊停，實在是件困難事，但是為臀部的健康著想，在「再來一杯」以前，最好先「停、聽、看」。

三・你該知道的防痔知識3

1.怎樣知道自己得了痔瘡？

許多肛腸疾病，人們只要留心是可以早期發現的，對於痔瘡一般可以從下列幾個方面去注意：

①**肛門部位的感覺：**排便時肛門疼痛，有可能是肛裂、炎性外痔、血栓外痔，肛緣水腫、肛竇炎等所致；如果肛門周圍皮膚紅腫疼痛不已，不能碰壓，可能是肛門感染後出現了肛門周圍膿腫。

②**解便時出血：**如果只是解便後衛生紙有一點染血，且伴有肛門疼痛，多半是肛裂發生；如果是便後出血量較多，成滴濆狀，且血色鮮紅，多為內痔；如果便後出血顏色晦暗，且每日解便次數增多，伴有體重下降，就應懷疑有直腸癌的可能；如果偶有便血，成柏油狀，大便次數沒有明顯改變，可能是胃或十二指腸出血。

③**肛門外贅生物：**一般成人肛門也不平整，有一點軟質皮贅，但如果腫物短時間內突然增大，並有壓痛，就有可能是血栓性外痔或炎性外痔；如果便後有腫物外脫不能回納肛內，就有可能是晚期內痔、脫肛等病。

一般正常人每年都要做一次例行的肛門直腸檢查，以防患於未然，這是很有道理的。

2.父得「痔」，子也得「痔」？

父親是有「痔」者，兒子也是有「痔」者的病例還不少，從這一點來看，痔瘡不就是會遺傳嗎？也難怪會有那麼多人如此推論了。但事實上，痔瘡並非遺傳性疾病。

那麼，為什麼父親、兒子都會有「痔」一同呢？痔瘡本身是不會遺傳的，會遺傳的是容易得痔瘡的體質。所謂體質就是親傳子、子傳孫的DNA，易於得痔的體質便藉著DNA傳給下一代。

除了有容易得痔的體質之外，生活的環境也大有關係。父親兒子都在同一個環境中生活，父親既然有得痔的條件，兒子自然也會全部具備。也就是說，父子會有「痔」一同，應該是說一同具備了容易得痔的體質和環境。

例如，父親有便秘的體質，大部分也會將這個體質遺傳給下一代。再加上廁所蓋在陰寒處，又都愛吃辛辣異常的食物，如此自然容易患痔瘡了。

所以，不能斷言父親有痔瘡，兒子就一定會得痔瘡。例如，儘管父親是有「痔」者，但若能多注意自己的生活環境，努力改善自己的體質，照樣可以免於得「痔」之苦；反之，就算父親不得「痔」，自己因此鬆懈而不注意環境及健康，照樣有很大的機會得「痔」。

3.痔核會一路惡化到底

疣痔，就是痔核。患有痔核的人，

還會附帶有脫肛的現象。脫肛又可分為一度脫肛、二度脫肛、三度脫肛以及四度脫肛。「一度脫肛」的自覺症狀是出血，但並沒有什麼疼痛感。不過，如果就這樣放著不管，肛門就會慢慢地跑出來，這就是脫肛的初期症狀。

排便時肛門雖然會脫出，但是一排完便後，肛門就會自動縮回，這個情形就是「二度脫肛」。此後，便會慢慢地感到疼痛，此時便需藉助外力將之壓回，這就已經是「三度脫肛」了，而「四度脫肛」則是推不回去。故可以下列現象作為判定標準：出血是一度；痔核脫出但能自動縮回，這是二度；必須靠己力將之壓回，則是三度；推不回去，則是四度。

痔核一旦形成，想要它半途而廢是絕無可能的。一定是一路通到底般，越來越惡化。這也就是說，如果放著痔核不管，任它自然發展的話，到最後一定會一年到頭老是處於脫肛的狀態。

如果從短期觀點來看，痔核可能會有時惡化，有時好轉，可說是一進一退；但若是從長期觀點來看，正像是道瓊式平均指數一路滑落一般，痔核一定會漸漸惡化的。在一度和二度初期時，就趕緊改進生活習慣，接受正確的治療，若能如此，便可防範痔瘡惡化。

常年處於脫肛狀態的人當中，也曾有使用藥物治療，而稍見改善的例子發生。不過，如果病情已經進入了第三度以後，施行手術才是最實在的治療法。

第4章 外出前的智慧

——外出時，預防痔瘡突然出血，應隨身攜帶軟膏。

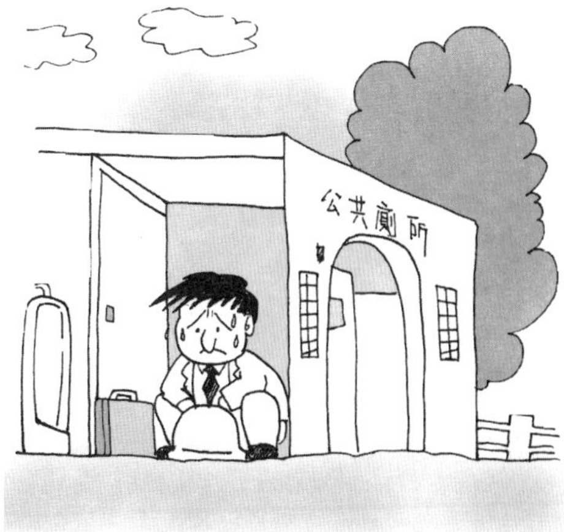

一・請你跟我這樣做，危機就可以輕鬆地消除

在我們的日常生活中，經常會碰到許多意想不到的情況，就在我們毫無心理準備下發生。當我們面對這樣的危機時，一定要冷靜沈著，想出一個應急之策，當然，說的總是比較簡單，實際上卻是很難應付。因此，工作也好，居家也好，「有備無患」、「預防萬一」可說是越來越重要。

說到對付痔瘡，自然也是同樣的情形。痔瘡什麼時候發作？會有什麼症狀？它總是出乎意料之外帶給人們措手不及的驚嚇。就算是在家裡突然發作，也是件棘手的事，但至少還有一定程度的治療自由；和它比較起來，外出時的突然發作，在治療方面，可就有種種的不便了。平常碰到這種情況發生時，為了能夠盡可能地快速減輕症狀，應該趕緊學會「危機消除法」。

痔瘡的主要症狀有出血、疼痛和不快感等。出血的程度也有所不同。有的只是便後沾在衛生紙上而已；有的會啪噠啪噠地滴，嚴重的話，血會「唰」的一聲，傾盆而流。由於常常會把整個便器染得通紅，因此第一次碰到這種情形的人，總是被嚇得目瞪口呆。出血的原因是由於硬便摩擦因充血而腫起的痔瘡，致使其破裂而引起的。

痔瘡出血的現象，通常在排便結束

以後就會停止。不過出血完後，如果蹲著不站起來，就會馬上開始流血。因此，上完廁所後，必須立刻離開廁所。此外，也有人在行走時發生出血的情形。在街上走著走著，或者打高爾夫球打到一半，痔瘡突然出血，不是有很多人有這種傷腦筋的經驗嗎？聽說在這些人中，有人想出一個預防萬一的對策，那就是事先準備女性用的生理用品。

其他像出外時，隨身攜帶軟膏，在清潔肛門時，順便預防肛門脫出，這也是方法之一，只要稍稍用點腦筋，對於外出時突如其來的出血和疼痛，便有萬全的準備，也就可以好好地應付痔瘡了。

不過，需要注意的一點是，如果有跟排便無關的出血現象發生，或者痔瘡連續不斷地脫出，恐怕是相當嚴重的疾病。已經到了這個階段的人，應該趕緊住進醫院才是明智之舉。

二・突然觸怒痔瘡時的十種安撫方法

1.排便時若有出血現象發生，必須趕快離開廁所，暫停一下

若如廁時，鮮血啪噠啪噠地滴，更甚者，還「唰」一聲的大出血。遇到這種情況，大多數的人會嚇呆在廁所裡。其實一旦發現出血，就要趕緊從廁所裡出來，只要不做排便的姿勢，馬上就不會再流血了。不要仍呆坐在馬桶上，以免流血的情況持續。

2.為了確實止血，可用衛生紙暫時按住肛門

痔瘡出血時，表面看起來雖然相當恐怖，實際上，不必大驚小怪，因為通常排便完之後，血也就會自然止住。如果把它想成如流鼻血一樣，就不需要那麼擔心了。

對肛門出血而言，橫躺是最好的止血方法。不過，在出門前，上廁所時突然出血，有些人就是不肯躺下，只是一心一意地在廁所裡，等待血停。

如果此時出血量不多，那麼只要停止排便姿勢，幾乎都可以止住血流。但是，一旦出血量過多時，即使站著也會不安心，這時候，就可以像止住鼻血繼續流時一樣，將衛生紙揉成圓球，暫時塞入肛門。

排便時之所以會出血，是因為乾硬的糞便破壞了痔瘡的黏膜所引起的，因此，只要把圓球狀的衛生紙暫時壓在黏膜上，就比較容易使血流停止。

3.如果使用痔瘡栓劑，脫出的痔核也可以很容易地被塞回

曾經聽人家說過：「買鞋要傍晚時分買」為什麼呢？大概是因為早上和傍晚，腳丫子的尺寸不一樣的關係吧！當然，走了一天的路，腳自然比一大早起來，一步路都還沒走過時的腳，要來得大一些。也許早上選了雙滿意的鞋子，誰知晚上拿起來一穿，竟然是異常緊迫呢！

脫出的痔瘡，未必總是同樣的形狀、同樣的大小，因此，有時候很容易將它壓回，有時卻會百般刁難，怎麼樣也弄不回去。能夠輕輕鬆鬆地將它壓回，自然就不會有問題，一旦碰到難纏的痔瘡時，若是硬要勉強地將它塞回去，恐怕會傷害到痔瘡，因而發生危險。

這時候，如果使用痔瘡栓劑，就能夠迅速地將它壓回了。因為痔瘡栓劑具有潤滑油的作用，能夠讓脫出的痔瘡順利地回歸原位。只要把痔瘡栓劑放在指頭上，一塊兒壓進去就可以了。

4.塞回脫出痔瘡的要訣是從柔軟處下手

孫子兵法教人：「動如脫兔，靜如處子。」與敵人交鋒時，剛開始要像溫文淑女一般，安靜無聲，之後，其勢一

發，便可攻人於不備。

在外出前，塞回脫出的痔瘡，對當事人而言，可說是一件戰爭。因此，壓痔時，也不妨參考一下「孫子兵法」。

例如，在宴會或會客時，在站起來的一瞬間，稍一用力，竟然發生了痔瘡脫出的意外事件。此時，趕緊跑到廁所裡，情急之下就隨便亂壓，結果，痔瘡還是無動於衷。在將痔瘡塞回時，應先從周圍的柔軟處著手，像包圍全場似地慢慢向內圈逼近，如此就可以輕易地將痔瘡塞回了。

對任何得痔者來說都是一樣，每天應付脫出的痔瘡，真像天天打惡戰一般，可說是日常生活的障礙。我建議還是勞動貴足，到醫院走一趟，早一天脫離這種惡戰苦鬥，才是明智的抉擇。

5.出門在外時，別忘記準備軟膏

時令一進入冬季，空氣就會變得比較乾燥，嘴唇也容易乾裂。目前，市面具有滋潤嘴唇功效的護唇品牌繁多，對年輕女性而言，已經成為一種外出時，不可欠缺的必備品了。年輕女性為了預防嘴唇乾裂，會隨身攜帶唇膏，得「痔」者也應該效法，為了保護臀部，最好是把軟膏隨手放進皮包裡。

因為脫出的痔瘡很容易乾燥，所以出門前，儘管在廁所努力半天，也很難將它塞回去，如果勉強壓回的話，一定會傷及痔瘡，造成疼痛。在這個時候，軟膏就派得上用場了。

換句話說，為了不使脫出的痔瘡乾燥，可以將軟膏當成潤滑油來使用，這麼一來，就很容易使痔瘡復歸原位了。還有，為避免指甲在壓回痔瘡時傷到肛門，可以事先在手指頭上包一圈紗布。此外，若想插入痔瘡栓劑，也會因為肛門太乾燥了，而難以進行。故可先在痔瘡栓劑上塗一層軟膏，如此就可以順利地插入，而且不會傷害到肛門。

6.如果使用肛門洗淨劑，出門前一定要沖洗乾淨

對「有痔者」來說，外出時的需要之一，就是如廁以後的清洗。在家裡，即使沒有準備肛門洗淨器，也可以利用澡盆或蓮蓬頭，一樣能夠將臀部洗得乾乾淨淨。不過，出門在外可就不會那麼稱心如意了，因此，大多數的人會經常感到不快。

雖然外頭沒有澡盆，也沒有蓮蓬頭，但可不能因此就不洗，利用一種攜帶方便的肛門洗淨劑也是權宜之策。使用方法很簡單，只要將它噴在肛門上兩、三次，再用衛生紙擦乾淨就可以了。這樣不但能夠讓臀部保持清爽，同時也可收舒適之效。肛門洗淨劑對「有痔者」而言，可說是方便的好朋友。

7.沒有肛門洗淨劑時，也可用醮溼的紗布來拭污

用水清洗臀部，是相當好的一種習慣。因為肛門的周圍，有許多皺摺，很容易夾帶便渣，光用衛生紙擦拭，是無法弄乾淨的，如果擦得太用力，反而會將便渣擦入皺摺內。

尤其是「得痔者」，由於脫出的痔

瘡和肛門潰瘍，會引起發疹，往往留下髒東西。此外，痔瘡的分泌物會擴散到整個肛門，因而引起斑疹，此時便會發癢。

因此，洗澡、沐浴、使用肛門洗淨劑，都具有防疹的效果。外出時，什麼都沒有的話，就可以用水醮溼紗布，用它來擦拭臀部。

8.把軟膏先塗在衛生紙上來擦拭，就不會弄痛臀部了

從紙張的使用量多寡來看，東方人的紙張用量，僅次於美國，位居世界第二位。最近，紙張的品質越來越好，這是有目共睹的事。從前的紙張，很容易就會弄破，色澤不純，看起來還髒髒的，品質之糟糕，絕非今日所能想像得到。儘管如此，紙仍然是日常生活中最寶貴的用品，因此，那時候並沒有專供上廁所用的衛生紙，而是將報紙裁成一小塊、一小塊地充當衛生紙使用。

和從前相比，現在的衛生紙，不但柔軟，而且還超軟，對臀部而言，可說是一大福音。話雖如此，有些人卻拿起衛生紙來就左右橫擦，亂抹一陣，這樣一定會讓痔瘡惡化的。把紙按在臀部上輕輕地擦，這才是要訣。

可先在衛生紙上，塗上一層軟膏，就可以避免弄傷臀部了。

9.為了預防萬一，要隨身攜帶「消痔急救箱」

中國五千年的歷史中，第一位也是最後一位女皇帝——武則天，當時有一

位名相狄仁傑，曾經說過一句話：「有能的人物，對國家而言，就像是藥籠中的針砭。」所謂的藥籠，就是眾所皆知的藥箱；「自家藥籠裡頭的東西」，說的便是藥箱裡頭的藥物，這些都是必備物品。

國家在危急的時候，需要有才能的人來救亡存危；那麼，有「痔」者在萬一的時候，需要什麼來暫時救援呢？痔瘡栓劑、脫脂棉、衛生棉、紗布、軟膏、替換內褲等，在事出意外時，都可發揮強大的救急威力。

這些東西也未必要全部備齊，應該視自己的症狀而定，選擇其中適當的，組成一個「消痔急救箱」，平常隨身攜帶。如果是症狀較輕的人，箱裡只要放進痔瘡栓劑和軟膏，就是一個貴重的寶箱。

外出時，只要把這個「消痔急救箱」帶著走，就會覺得安心多了。

10.運動前事先準備好臀部用的「生理用品」

最近，利用下班後或週末、星期例假日等休息時間，去參加健康俱樂部的上班族，越來越多了。他們都願意利用休閒時間，去活動筋骨、流流汗。原本以女性為主的有氧健康，現在也有穿上韻律服的男性成員，加入其中了。

活動筋骨對身體健康而言，是非常好的。適當的運動，也能夠使有痔者的血流更通暢，因此，請各位積極地動動筋骨吧！不過，遺憾的是，高爾夫球並不是一項值得推薦給有痔者的運動。因

這時候，將使痔瘡肝火上升！

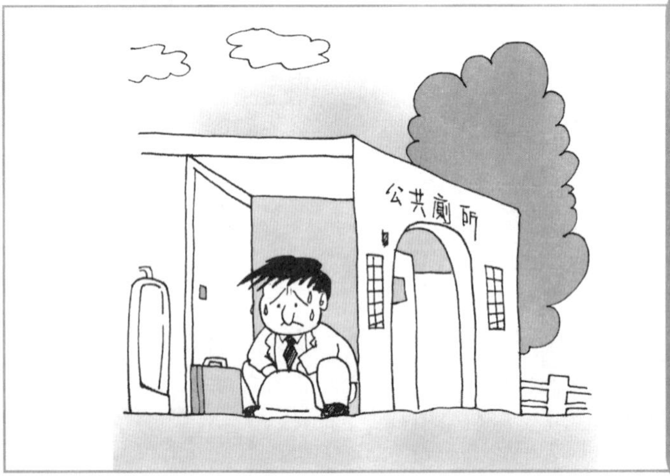

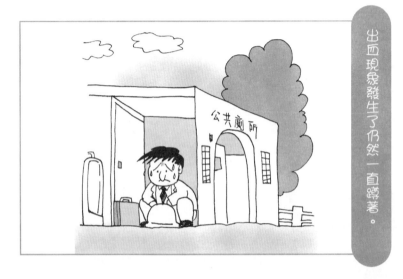

出血現象發生了仍然一直蹲著。

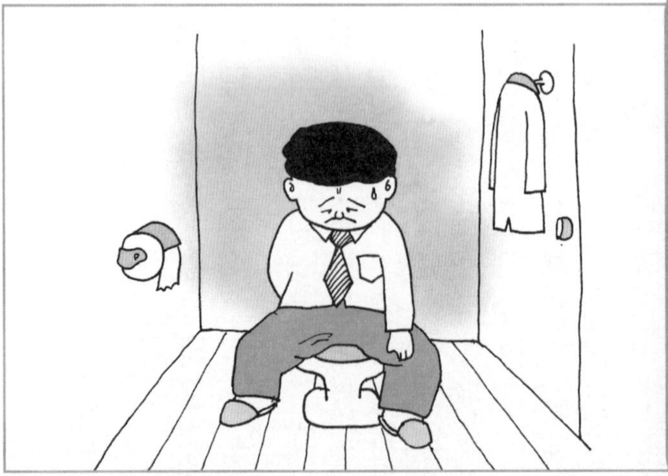

死塞活塞也要把脫出的痔瘡塞回。

即使出血嚴重、搔癢難耐，也置之不理。

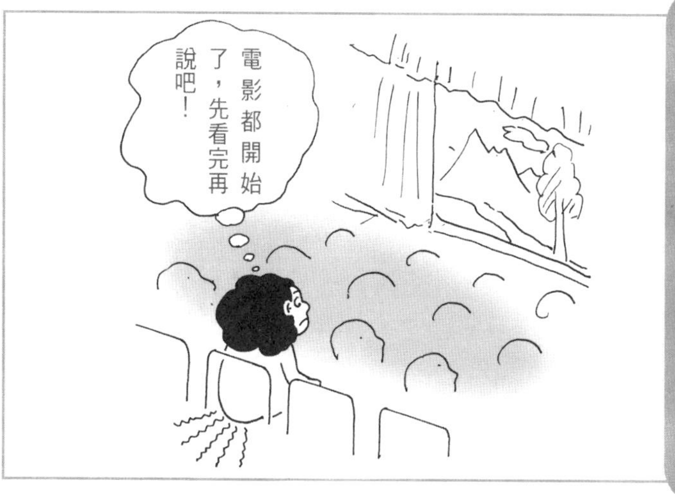

毫無禦寒準備，就上運動場觀戰。

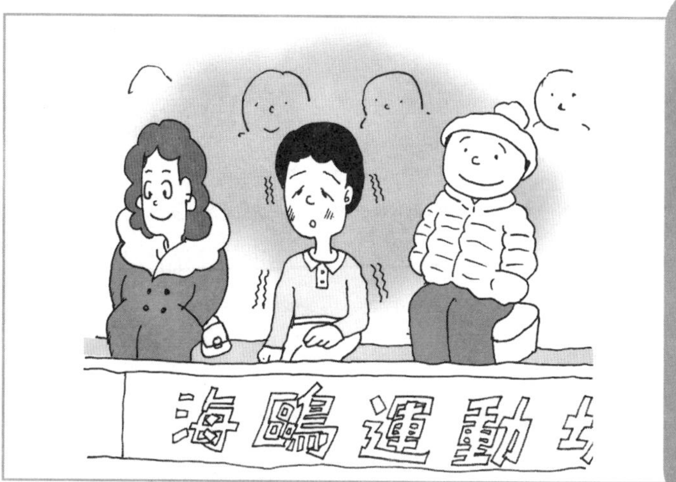

為在揮桿的瞬間，腹部需要用力，痔瘡因而脫出，走著走著時，便會發生出血現象。

儘管有這種隱憂，但仍然有人持種種理由，無論如何都得打高爾夫球。像這種情形，即使出血，也要能夠不弄髒褲子。此時，有一個方法，那就是事先在臀部，墊上女性用的生理用品，暫時加入「女性的行列」。

「一個月一次」的高爾夫球迷，一定不少，如果能夠利用這個方法，就可以安心地打高爾夫球了。這可是一個不使打高爾夫球的日子，成為「blueday」的竅門。

三·你該知道的防痔知識4

1.痔瘡會傳染嗎?

傳染病是指由一定病原體如病毒、細菌等引起，並通過空氣、食物及其他各種接觸而傳播的疾病。傳染病的必備條件有三個：傳染源、傳播途徑、易感人群。它的致病原因是某種病原體如病毒或細菌，但痔瘡的發生並非由病原體感染所引起的，它是因各種原因引起直腸肛門部位黏膜下及肌層的靜脈回流障礙、淤積、曲張所致，與病毒及細菌感染無任何直接關係。

有時，痔瘡黏膜有糜爛，甚至感染化膿而發展成肛週膿腫，但後者與痔瘡本身的成因關係不大，此外，痔瘡本身不會產生病原體。因此，痔瘡病人本身不會傳染。如果痔瘡病人患有腸道傳染病，只有被傳染腸道疾病的可能，久而久之可能誘發痔瘡，但不可能直接傳染上痔瘡。

2.痔瘡會癌變嗎?

痔瘡從其發病機制來看一般不會發生癌變。這是因為痔瘡是直腸肛門部位管壁內靜脈叢擴張、彎曲、隆起成團的一種靜脈瘤，或稱靜脈血管團，是一種良性瘤，而癌性腫物是由於細胞分化不成熟、過度增生形成的。

痔瘡與惡性腫瘤在病理及臨床表現上有本質的區別。但臨床上也常見一些痔瘡患者合併直腸癌或結腸癌，這多是由於患處本身惡變所致，與痔瘡無關。即使有些時候痔瘡發生癌變，也多數是由於痔瘡黏膜糜爛、長期感染，特別是感染綠膿桿菌，反覆發作，甚至引起了肛門周圍膿腫、肛瘻，久治不癒所致，這類癌變應當屬於痔瘡的併發症狀。目前認為，痔瘡本身並不能誘發癌變，患者不要談到便血或摸到肛門口有小肉塊，就大驚失色，談癌色變。也不要漫不在乎，自認為只是痔瘡，無關緊要，因而危及生命。

3.裂痔是肛門上的傷口

裂痔形成的原因大部分都是為了排出硬便，拼命用力時，弄傷肛門所引起的。因此，排便時，會有火燒般的刺痛感，擦拭時，也會有少量的出血沾在衛生紙上。

像這種症狀，尚屬初期，病情尚輕，一般稱為「急性肛裂」。只要注意不讓糞便乾硬，傷口便可癒合，疼痛也就消失了。不過，老是一直讓糞便弄到又乾又硬的地步，就會演變成慢性裂痔。

裂痔不斷惡化，就會成為潰瘍性肛裂。潰瘍性肛裂的成因，是因為為了使硬便能夠通過肛門，勉強之下，就會致使肛門嚴重受傷。而且，還會因為細菌感染，而引起發炎，使得傷口越來越深、越來越擴大，終於形成潰瘍。

急性肛裂會繼續惡化成潰瘍性肛

裂，大部分都發生在肛門的後側。由解剖學的構造關係可知道，在排便時，後側會承受較大的壓力。急性肛裂，只在排便時才會疼痛；相對的，潰瘍性肛裂就不只是在排便時會發疼了，排完便後，仍然會嚴重地疼痛下去。這種疼痛，少則兩、三個小時，多則也會持續個好半天。在所有臀部的疾病中，「潰瘍性肛裂」可說是最疼痛的一個。

一旦完全形成潰瘍性肛裂後，潰瘍的外側和內側，都會長出肉眼可見的疣和肛門息肉。這些並不會直接對身體構成傷害，只是這些凸出、討厭的東西，將會帶來不快感。趕緊清除掉這些疙瘩、息肉，才是明智之舉。

第5章

洗澡時的智慧

——淋浴或盆浴，可說是絕佳的止痛良方。

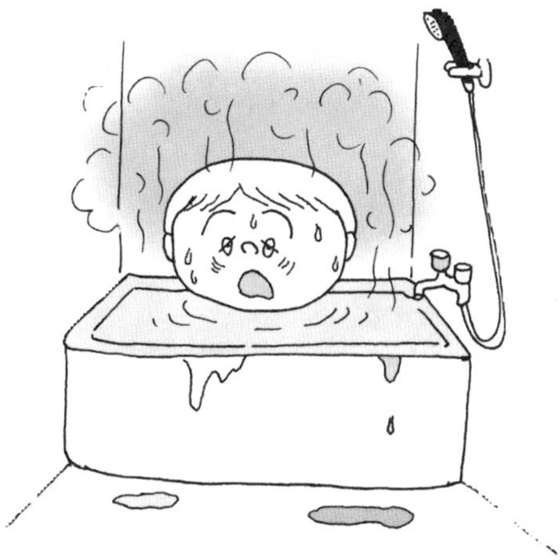

一・洗澡益處多

經常保持臀部的清潔，使血行暢通，是防止痔瘡惡化的一大重點。從這層意義上來說，洗澡對治療痔瘡，具有相當大的效果。像嬰、幼兒排完便後，臀部並不會弄得太髒，原因是他們的臀部皮膚，較為緊繃，皺摺比較少，因而夾帶便渣的機會不多，臀部也就不容易弄髒。人類以外的其它動物，也是同樣的情形，如果排便後不擦拭肛門，一定會弄得污穢不堪。

和嬰兒恰恰相反的是，成人的臀部佈滿了許許多多細微的摺狀皺紋。而且，肛門會漸漸鬆弛，排便後，便渣很容易就掉進皺摺中，因此臀部往往處於不潔的狀態。成人的臀部，就算用再多的衛生紙，也很難處理乾淨，反而會因為這邊擦、那邊擦，而使得糞便的微細粒子，更深陷在皺摺中，結果是越擦越糟糕。

便渣一旦深入皺摺中，不清洗臀部，是絕對弄不乾淨的。這時候，如果有肛門洗淨器，就可以當場清洗。不過，即使沒有肛門洗淨器，只要洗個澡，到盆裡泡一泡，清潔一番，效果也十分顯著。因此，早上排完便後，只需花一點點時間，養成晨浴的習慣，就是防止痔惡化的訣竅。

此外，脫出於外的痔瘡，任憑花再

大的工夫，也無法將它塞回時，就會形成嵌頓狀態。這是由於肛門的括約肌勒緊所致，嵌頓的疼痛程度，實非筆墨所能形容。而且，排便後，也無法將臀部擦拭乾淨。在這種情況下，就要先用溫水讓它稍微放鬆後，再來清洗。到澡盆裡泡一泡也有效果。

當然，洗澡對於促進全身的血液循環，也很有功效。回到家後，悠哉悠哉地洗個熱水澡，便可以消除臀部的疲勞。坐了一天的椅子，覺得臀部疲憊不堪的時候，或是寒冷的冬天裡，外出回家後，趕緊洗個澡，不但可以暖暖身子，還能夠促進全身血液流通，改善肛門的靜脈充血。對臀部而言，應該注意到：「今日的疲勞，今日消除」。

洗澡時，水溫不可以太高或太低，微溫的即可。水溫過高，反而會刺激肛門，增強疼痛度。用洗澡來消除疲勞，不僅可以好好地對付痔瘡，同時對身心健康也大有幫助。

二・讓疲倦的痔瘡，舒舒服服的十一種方法

1.每天洗澡時，利用五分鐘時間，去除肛門的陳年痔瘡

這幾年來，可以製造泡沫的浴缸、按摩用的蓮蓬頭式浴器、享受跟洗溫泉般感覺的浴用劑等與洗澡有關的產品，大受歡迎。其中，還有些家庭擁有蒸氣浴的設備，現代人漸漸知道透過良好的洗澡品質，可以有效舒緩身心的疲憊，這個趨勢對臀部而言，可說是件好事。

當肛門的靜脈發生充血時，我們可以藉著洗澡，溫熱全身，使血液流動暢通，充血現象也就能夠改善了。突然的疼痛，也可以利用洗澡，轉大痛為小痛，化小痛為不痛。血流循環如果良好，血栓便不會形成。排便以後，若感到疼痛不止，趕緊去洗個澡，藉著水溫，因內括約肌所引起的摩擦便會自然消失，疼痛也就會停止。

每天洗澡儘管只有五分鐘，也要養成去除肛門「陳年痔瘡」的習慣。肛門的「老痔」，如果不去理它，痔瘡便會漸漸惡化。從這點來看，沐浴對任何人來說，都是一種做得到而且有效果的痔瘡治療法。

2.熱水澡是最好的止痛妙方

用熱毛巾敷頭、在澡盆裡輕輕鬆鬆地泡熱水澡，被現代人認為是兩種特殊的享受。那種飄飄欲仙的感覺，就像一首好歌一樣，足以繞樑三日。不過，對痔瘡疼痛發作的人來說，這種「熱趣」就得減半了。

痔瘡發作時，一定得善用「洗澡」。將微溫的熱水，從肛門處細心地澆向大腿根部分，疼痛就會慢慢消退。因為溫熱效果會擴散全身，在血液循環逐漸轉好的同時，微妙的水壓也會刺激肛門周邊，而且也會為痔瘡黏膜做輕柔的按摩。再者，肛門周邊若能清潔乾淨，心情自然也就愉快多了，就像哼哼歌曲一樣，連自己都會在不知不覺中快樂起來。

要是覺得洗澡很麻煩的人，也要簡單地做個臀部浴。最好能夠養成在早上排便後以及晚上睡覺前，都能洗個澡的習慣，若能如此，幾乎可以消除初期的痔瘡疼痛。洗個兩、三分鐘的澡，可說是絕佳的止痛良方。

3.坐浴用的盆子，可使用吻合臀部大小的餐具用容器

從前，每個家庭都必備有洗濯用的盆子。木製盆是原來就有的，現在，市面上的塑膠製品也不少。儘管如此，想在住家附近找個適合坐浴用的盆子，恐怕也不容易發現到。坐浴用的盆子，最好選購比在廁所內，用來做「臀部晨浴」的盆子，稍稍大一點的比較合用。

如果一時之間找不著適當大小的盆子，那麼原本是用作其他用途的容器，買來權充坐浴用盆也沒關係。容器最好買堅固一點的。

要是在浴室以外的地方洗坐浴的話，水量要控制在屁股一坐下去時，不會溢出盆外的程度。水溫比體溫稍熱一些即可，可以用手探觸，以感覺微溫為標準。

4.無論是淋浴或盆浴，可稍微用勁地清洗臀部

有一位相當知名的表演者，他能夠把自己的臀部浸泡在一個裝滿水的大桶中，然後從肛門將大桶裡的水吸上來。這種特殊動作，應該是今天的年輕女性，仍舊十分熱衷的瑜伽運動中，屬於高段瑜伽的一種。我想瑜伽或許可視為這位表演者之所以有精力充沛演出的原動力吧！

沐浴或坐浴，清洗臀部時，最好也能做得跟高段瑜伽一樣，儘可能地將水送入肛門孔的深處。臀部有一個筒狀的孔穴，因為上面也佈滿了很多縱皺褶，因此，便渣就容易留在皺摺深處，也是難以去除乾淨的。所以，洗澡時也應該清洗此處。由於肛門的括約肌會自然緊閉，所以就必須藉助手指來幫忙。

這時，可以像排便時一樣用點力，讓擴約肌擴大到最大程度，便可露出內部了，趁勢將水潑入內部，用手指頭小心地撥水清洗一番，那麼就可清潔乾淨了。熱水若能送到內部，整個肛門的溫度便會升高，血液循環也就跟著通暢，

對消除疼痛也有幫助。

5.坐浴時，可用脫脂棉來清洗臀部

「碰到膿疱，提心吊膽」，我想之所以有這句歇後語，大概是聽說了得痔者在清洗肛門時的神經質，才產生的靈感吧！肛門的內部有一層黏膜，這是非常細緻的一部分，也難怪得痔者在清洗此處時得盡可能地輕柔。

坐浴時，最好不要直接碰觸到肛門，只要用手撥水，藉助揚起的水波來清洗就可以了。或是用手輕拍臀部的上下左右也沒關係。不過，想再稍微謹慎一點時，就可以使用脫脂棉花，醮鹽水輕按在肛門上來清洗。肛門內部能夠讓溫水浸透，肛門周邊也就能夠清洗地乾乾淨淨了。如果用力過大，可會刺激到痔瘡，引起疼痛，所以請務必要小心翼翼地，像「碰到膿疱，提心吊膽」般來清洗肛門。

我也曾聽過，有人為了讓肛門乾乾淨淨的，竟然毛巾一拿，使勁地對著肛門亂擦一通，這麼做只會傷到肛門，反而引起反效果。所以得特別注意。

6.絕對禁止用肥皂清洗臀部

「洗手或洗臉時，總會抹點肥皂，這樣才能夠徹底清潔。」這大概是肥皂給人們一種去污力強的觀念吧！因此，可能有不少人有「肥皂萬能」的想法。

不過，有育兒經驗的媽媽就知道，如果拿我們每天使用的肥皂，來替嬰兒洗澡的話，一定會引起皮膚發炎。同樣的情形，也會發生在肛門上，所以，一定要避免使用肥皂來清洗肛門。

肛門的內側有一層直腸黏膜保護著，肥皂和消毒藥劑等都會刺激黏膜，很多人便因此而引起發疹。無論是誰，每天早晨也都要洗臉，抹肥皂洗臉的人倒還聽說過，但卻不曾聽過有人把肥皂放入口中來漱口的例子。口中也有一層細膩的黏膜，肥皂和消毒藥劑一樣會刺激它，一旦使用了，只好等待發炎的後果了。黏膜有黏膜的作用，有痔者只要保持痔瘡四周圍的清潔就好了。切記不要使用肥皂清洗臀部。

7.對於難以回復原位的痔核，洗澡時把它塞回去也無妨

痔瘡脫出時，不但會出血和疼痛，而且還會感到很不舒適。排便時疼痛不適；排便後，又覺得便渣殘留，沒弄乾淨。痔瘡一旦脫出，根本就沒有辦法神清氣爽。對老是在廁所裡惡戰苦鬥，而痔瘡卻一天一天惡化的「得痔者」來說，真是人生一大苦惱。

更苦惱的是，痔瘡上頭全部覆蓋了一層黏膜，這層黏膜，可是相當敏感的，一旦脫出，暴露於外，一定會馬上受到感染。萬一狠下心來不理不睬，只得承受越來越厲害的疼痛了。所以，實在有必要把它立刻塞回肛門中。話雖如此，做起來可不容易。

搞了半天還弄不好時，可以利用洗澡時的浴缸。你將會相當意外地發現，怎麼那麼簡單。先仰臥在浴缸中，兩腳膝蓋抱在胸前，因為這種姿勢，會使得肛門括約肌鬆弛，然後再利用浴缸裡的

水壓，就可以輕輕鬆鬆地將它塞回了。

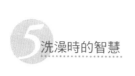

最理想的是痔瘡一脫出，就趕緊去洗個澡，不過，因為不曉得它什麼時候會發作，又不太可能一天到晚在浴缸裡擺著熱水。所以只要用坐浴用的盆子來代替，也可以收到同樣的效果。

8.洗澡時，採用單膝跪坐的姿勢最好

奉勸大家洗澡時，最好不要採取坐姿。為了讓全身能夠更輕鬆自在，浴室能寬敞些最好。如果情況允許的話，可以在地板磁磚上鋪張不會滑動的墊子或木製竹簾，採取單膝跪坐的姿勢踩在上頭洗澡，是最為理想的。不但重心穩定，而且也不會增加肛門的負擔，如果左腳跪酸了，可以換右腳。如此一來，還可以一邊洗澡，一邊做運動，一舉數得。

由於香皂泡沫會使浴室成為一個容易滑倒的地方。若又坐在不穩的椅子上洗澡，重心會跟著移動，因而使得肛門括約肌無意識地一張一縮，一開一閉，如此重複著毫無作用的緊張，將會刺激到痔瘡，造成不良的影響。

9.為了消除便秘，可在浴缸中做一、兩分鐘的扭腰運動

不管哪個年代，「妞妞舞」一直是歷久不衰、而且深受歡迎的舞蹈之一。妞妞舞，簡單地說就是扭腰擺臀。跳此舞的人都必須左右扭轉身體，因此命名為「ㄋㄧㄡ ㄋㄧㄡ舞」。事實上，洗澡時，也能夠在浴室裡跳一段妞妞舞，對

臀之禁忌⑤

這時候，將使痔瘡肝火上升！

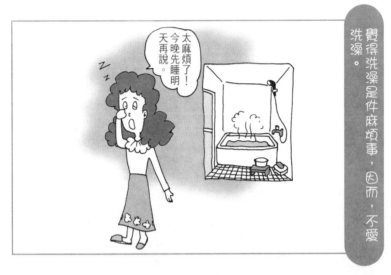

覺得洗澡是件麻煩事，因而，不愛洗澡。

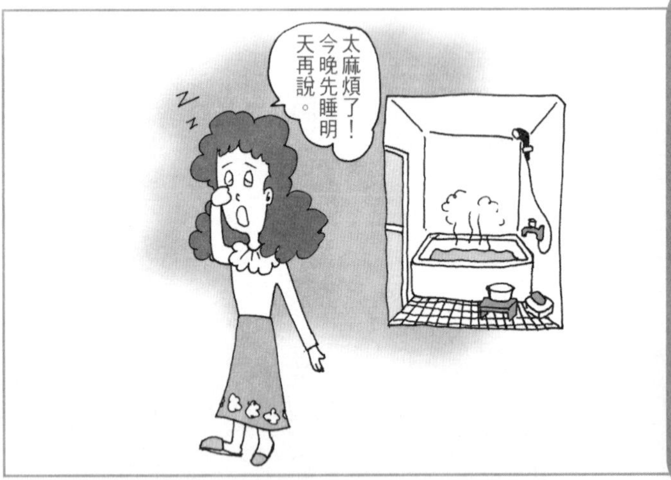

在高溫的浴盆中，一忍再忍。

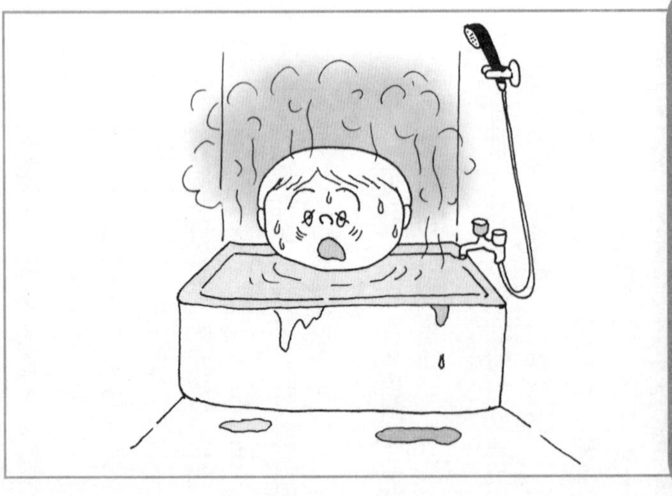

使用肥皂和毛巾清洗臀部。

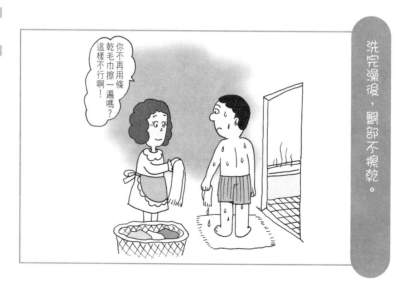

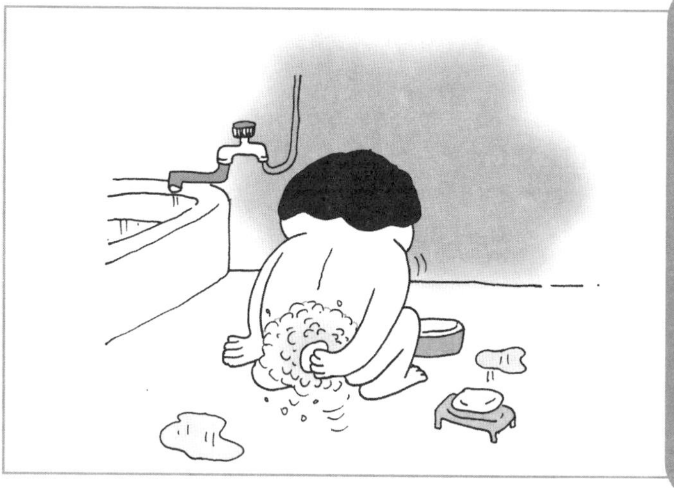

洗完澡後，臀部不擦乾。

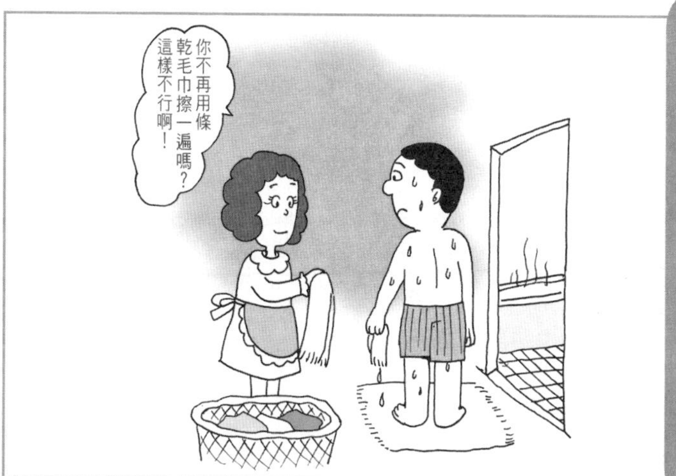

痔瘡、便秘都有幫助。

首先，進到浴缸中，然後雙腿並攏，向下彎腰，再伸出雙手扶住浴缸邊緣後，就可以開始扭擺了。扭擺的要訣是腰部以上的上半身，有節奏感地左右擺動即可。這樣的擺動，好處很多；可促進骨盤和肛門的血液循環暢通，因此就能夠解除充血現象，同時也可強化腹肌，對消除便秘也很有效用。

雖然洗澡水會因而灑了一地，可是為了獲得除去充血、消除便秘、強化腹肌等好處，這種小缺點也不算是缺點了。

不過，在熱水裡過度運動的話，由於水有浮力，人並不會因此感到疲累，但是卻會發生頭暈現象。大約只需做一、兩分鐘就足夠了。最重要的是，別忘了每次沐浴時，做這個「ㄋㄧㄡㄋㄧㄡ操」。

10.洗澡後，擦些嬰兒用爽身粉，可以有效地防止臀部出汗

一到炎炎夏日，總會覺得汗流浹「臀」，汗水把整個臀部都溼透了。若是毫不理會的話，肛門周圍便會在不知不覺中長滿痱子，因而搔癢難耐，進而轉為火辣辣的刺痛。這些長在臀部的汗疹，也會藉機引發痔瘡疼痛，可說是誘發疼痛的主因。

平常，即使是不怎麼關照臀部，但為了不使痔瘡繼續惡化，還是要跟照顧小嬰兒一樣，好好地來對待自己的臀部，這話一提再提，重要性也可見一斑了。洗完澡後，為了防止流汗，不妨在

臀部四周撲上爽身粉。

有使用爽身粉經驗的人便知道，抹爽身粉時，若是蹲下，兩腳拼命地張開，恐怕花上十倍工夫，也無法將爽身粉完全全地撲在臀部四周。不妨試試看，先用毛巾擦拭臀部後，再打開腳蹲下，撲用爽身粉。如果是在廁所裡，就換用衛生紙來輔助。撲用爽身粉，不但可以使肛門四周通體舒泰，在炎炎夏季，也能有效地防止出汗。

11.洗澡後，確實擦乾身體才穿上褲子

人之所以要洗澡，無非是因為它可以提供給我們一個神清氣爽的享受。所以洗澡後，可說是一天中最舒服的時間了。

不過，光就臀部來說，可不見得是件舒服事，為什麼呢？因為人們通常一洗澡後，就急著把內褲穿上，這對肛門上的痔瘡而言，實在是很讓人傷腦筋的習慣。

洗完澡後，如果只用毛巾擦身體，是沒有辦法完全處理掉剛出的汗水。從前的皇室貴族，每每洗完澡後，為了擦乾身體，總得要換上好幾件乾浴衣。現代人不必如此大費周章，但最起碼也得等到身體快乾了，才能穿上內褲。

不要一洗完澡，就馬上穿上內褲，暫時先披上浴衣，等身體全乾了再穿是最好不過的了。經常保持臀部的乾爽，是「有痔者」的座右銘。

三・你該知道的防痔知識5

1.為什麼有的人患痔瘡肛門疼痛，而有的人卻不疼痛呢？

按解剖學的知識，齒線以上的神經來源於植物神經系統，對於疼痛的感受遲鈍，因此內痔患者往往沒有疼痛症狀，而以便血和脫出為主要症狀。齒線以下的神經屬脊神經，對疼痛十分敏感，故外痔多以疼痛為主要症狀。

所以，有的痔瘡患者肛門疼痛，而有的人卻不疼痛，主要是由於不同的痔瘡是由不同的神經支配所導致的。

2.什麼樣的痔瘡病人要到醫院診治？

一般人得了痔瘡就會去醫院診治，但也有人換了痔瘡很多年也不去醫院治療，而且好像也沒什麼後果。那麼，什麼樣的痔瘡患者需到醫院去診治呢？什麼樣的痔瘡病人可以自行保養調治呢？

一般來說，因大便乾燥、憋氣努力掙後肛門偶爾出血者，或是輕度肛門搔癢者，或是因勞累肛門腫物少許突出、疼痛不甚者，可以在病因明確的前提下自行保養調治。一般服些潤腸通便藥，注意休息，溫水坐浴，肛門部擦點外用藥膏等，是可以不去醫院診治的。但大便出血量多，或伴有便次增多，肛外腫物較大，疼痛劇烈，肛門搔癢經久不癒，特別是肛門周圍突發癤腫、紅腫疼痛者，千萬不要擠壓或胡亂用藥，必須去醫院診治。把痔瘡視為小毛病而不加以治療或是胡亂用藥的觀念是不正確的。

3.若是得了痔瘻，必須趕快到醫院去接受治療

在動物的肛門部位上，有一處稱為「肛門腺窩」的構造。它是由動物的生殖腺殘餘末端所形成的袋狀組織。糞便中的細菌會進入這個袋狀物中，生長繁殖，因而使得臀部四周長滿膿疙疸。這種症狀就是肛門膿瘍。

肛門膿瘍不斷惡化，會變得又紅又腫，不但會感到灼熱，而且還會疼痛難耐，覺得肛門腫脹到極點，疼痛到極點。

肛門膿瘍跟一般膿腫不一樣的地方，是在於發病位置。一般的膿腫都是因為細菌由皮膚表面侵入內部，引起化膿所致。而肛門周圍膿瘍的整個形成過程，卻是在內部進行，所以此病的細菌入口處也是在內部。因此，只得將膿切開，才可以施行治療，換句話說，肛門膿瘍若是不開刀，根本就無法醫治。

從最開始的細菌入口，一直到化膿、然後膿血流出，又會形成一個出口；此時便會有一條通道連接這兩個出入口，我們稱之為「瘻管」。瘻管一旦形成，便是真正地患了痔瘻。在這個階

段，患者會由於不斷地化膿、出膿而覺得不舒服。

膿血出口，不久便會自動閉鎖，但因為仍然會有細菌遺留下來，於是，殘留的細菌便又開始繁殖，進而化膿、出膿，有可能又在其他地方形成出口。所以，化膿兩次，就可能有兩個沒有出口的洞，三次就有可能三個，越拖越久，數目就越多，動起手術來，也就越複雜。因此，痔瘻確實有趁早施行手術的必要。

4.痔瘻跟結核沒有關係

自從各種抗結核劑被發現後，結核人數已經減少很多了。數十年前，結核還是隨處可見的疾病，死亡率也高，經常是死亡排行榜的座上客，而且還是榜首。因此，結核被認為是「絕症」、「不治之病」。

那時候，「痔瘻」也被認為是由結核引起的。之所以產生誤解的原因，大概是患有肺結核的人，把自己含有結核菌的痰不吐出來，反而吞下去，恰好本身也患有痔瘻，於是痔瘻的瘻管恰好成為結核菌的巢穴。

再加上，第二次世界大戰以前，痔瘻的治療法也尚未開發完全，因此，它也被認為是「不治之症」。後來，手術法發明了。但是對於痔瘻手術，卻是「運氣好的就一勞永逸，運氣差的只好刀到命除」。不過，現在治療痔瘻的手術相當進步，幾乎沒有在開完刀後，仍然治不好的例子。

痔瘻，絕不是結核菌作怪引起的。

而是受到糞便中的細菌，特別是大腸菌感染引發的。不過相當遺憾的是，預防痔瘻的有效手段，以及治癒初期痔瘻的方法，至今都還未明朗化。

一旦發現肛門的周圍，長有膿疱，就趕緊到醫院接受診察，這是相當重要的。檢查結果，確定患了痔瘻時，除了開刀接受治療外，別無他法可施。

第6章 臨睡前的智慧

——「洗個好澡、橫躺休息」是解決肛門疼痛和出血的最佳方法。

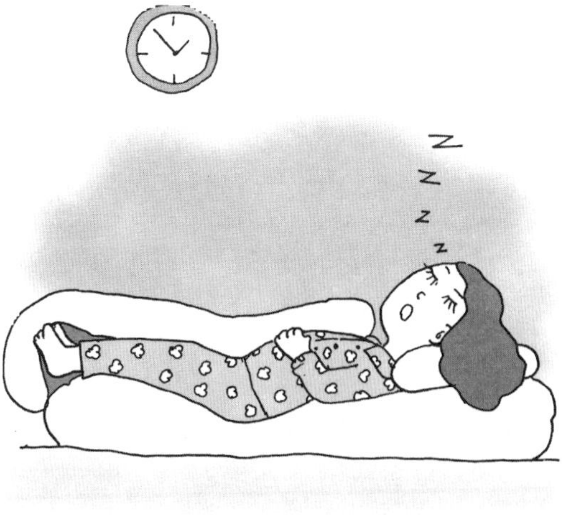

一・睡得舒服是臀部健康管理的關鍵

所謂「身心一體」，乃是因為心理疲勞會使得身體不適；身體疲勞會導致心理不適。生活在緊張社會中的現代人，不知不覺中，都損害了自己的身心健康。若是身心疲憊，要儘早地消除，為了能夠過健康、快樂的日子，每晚睡得舒暢、安穩也是重要因素之一。當然，對患有痔瘡的人來說，從維護臀部這層意義上看來，更得留心睡得舒暢。

加班、應酬到三更半夜，身體不感到疲倦才怪。在這種時候，臀部早就疲勞「不堪」了。因為坐了一整天的辦公桌，晚上又得坐下來加班、應酬，臀部哪能不充血呢？這種狀態持續不了多久，痔瘡一定會惡化。

還有，精神上的過度緊張也會引起慢性便秘或腹瀉，並且會帶給臀部過大的負擔。原本，痔瘡所帶來的疼痛和不快感，便是由精神過度緊張引起的。因為痔瘡造成工作上的困擾，使自己在與人互動上變得焦躁不安，一緊張就更引起痔瘡發作……，到頭來又陷入痔瘡的惡性循環中。

如果能夠心情愉快地上床睡覺，又能熟睡的話，第二天一定會輕鬆如意許多。為了能夠睡得舒暢，除了洗個好澡以外，還有許許多多、各式各樣的方法。「痔瘡體操」便是其中之一。這許多方法中，也包括了因一天的疲累，而使得肛門發生疼痛或出血現象時，將之降至最低限度的方法。疼痛或出血若不好好處理的話，就很難有一個安穩、舒適的睡眠，連帶地也會使得第二天不順利。

「橫躺」是解決肛門疼痛和出血的最佳方法。通常上班族和家庭主婦，從一大早起床到晚上睡覺前，這一段長時間內，幾乎都沒有躺一下的機會。可說是一直處於容易引起充血的狀態。因此，回到家以後，盡可能地早點躺著，就算是看電視，也得想辦法讓臀部抬高，才能消除充血。還有，痛得相當厲害時，不妨用熱水熱敷在臀部上，可暫緩疼痛。

從回家後，一直到躺在床上的這段時間，臀部的狀況若是良好，可說是為明天的活力做了最好的預備。所以，這是一段很重要的時間，好好地利用這段寶貴的時間，自己所下的功夫，便可以回收了——因為你將能夠更有效地對付痔瘡。

二・讓痔瘡早些安歇的十一種方法

1.痛得厲害時，可用毛巾熱敷，按住臀部

下班以後，或是剛出差結束回到家的晚上，此時若痔瘡就像定時炸彈一樣爆發開來，在疼痛難耐之際，如果能馬上敷條熱毛巾在臀部上，疼痛一定能快速減輕改善的。這個方法很簡單，先把毛巾浸泡在熱水中，然後再稍微擰乾，把它裝到塑膠袋中，再敷到臀部上就可以了。肛門周圍的血管會因為熱毛巾的溫度而慢慢擴張，充血現象便會減輕，自然而然地疼痛也就漸漸緩和了。

不用熱毛巾，用溫溼布來做代替品也無妨。或是利用在超級市場出售的懷爐，也具有同樣的效果。不過，若是考慮到簡便的問題，那麼熱毛巾就是最好的。

2.出血不止時，頭部應該朝下，休息一下

要是因為貧血而暈倒，要把頭部放低、躺一下。有很多人說：「這方法我也知道。」但其實很多人並不知道這個方法，也可以運用在痔瘡出血上。

由於一天辛苦工作下來，肛門很容易就會陷入充血狀態，到了晚上，往往會因為一點芝麻綠豆的小事，而引起出

血。如果，排便後或家事做到一半，突然出血，就趕緊俯臥躺下，在腹部下方鋪上坐墊或者枕頭，臀部墊高以後，出血現象很快就可以解決了。也可以利用客廳裡的沙發。先在下半身處墊上毛毯，臉朝下，上半身趴在沙發的外側，腳垂在另一側，這樣也可以很快地止住出血。

這個方法，不僅可以快速地止住出血，還可以消除肛門的充血現象。充血是引起痔瘡的原因，這個方法可說是對症下藥，是對付痔瘡的好策略。

3.難以壓回的痔瘡，可在「頭低屁股高」的姿勢下，將之壓回

高段柔道講究的是：「推，則拉；拉，則推」。這意思便是說，不管跟怎樣的對手過招，都要隨對方來應變，以顯示自己的力量。這句話，也可以應用在工作和人際關係以及種種場面上。能伸能屈，有進有退，才是好戰略。

當然，就算是對付冥頑不靈的「痔瘡」，這句話也派得上用場。例如，對付最大的頑敵——「痔瘡脫出」，時常會有死塞活塞也塞不回的情形發生。這時切勿使用強硬派手段，不妨利用身體的「吸引力」試試看。

首先，趴在床上，雙肘彎曲，頭部和肩部盡量貼著床鋪，臀部抬高後，便可動手塞回痔瘡。這種姿勢，內臟全都靠近頭側，肛門會產生一股內吸壓，藉著這股壓力就很容易將痔瘡塞回去了。或者是換以下的姿勢也有效果：仰臥，腰下墊枕頭或椅墊等，加高臀部的位置

後，雙膝抱胸即可。無論採用那一種姿勢，最要緊的是全身放鬆，才能使肛門的括約肌除力鬆弛。記住這個秘訣，痔瘡脫出也就不足憂懼了。

4.在將痔瘡壓回的同時，「張大嘴巴呼氣」是要領

曾經打過高爾夫球或網球的人，都會清楚地感覺到，揮桿或揮拍的那一剎那，自己會無意識地暫時停止呼吸，同時腹部也會用力。假設此時吐氣不摒息，腹部將毫無力道，恐怕球就會打得不好。拿身邊的例子來說，提重物爬樓梯時，不也是閉氣，一口氣就提上來了嗎？相反地，全身不施力、上下完全放鬆時，通常都會大口大口的呼氣。

看似毫無關係的「呼吸」和「腹力」，實際上，關係是相當密切的。痔瘡，在「凝氣摒息、腹部用力」時，最容易脫出。

因此，對痔瘡容易脫出的人來說，有必要注意到腹部盡量不要使勁。萬一脫出時，不要急著將它塞回去。先讓腹部放鬆，不要施力，然後一邊吐氣，一邊便可以將脫出的痔瘡塞回去了。如果這時候，嘴巴張得大大地呼氣，腹部的力道消失，塞回痔瘡一事，就更輕而易舉了。

5.身體橫躺，脊椎骨彎曲後，便容易放入痔瘡栓劑了

人在不熟悉或者不得意的時候，特別容易緊張。不熟悉時緊張，沒辦法時也緊張，緊張幾乎成了生活的代名詞。

如果一天到晚光是緊張，事情就只會越弄越糟糕。以打高爾夫球來說，原本會打得很好的，卻因為不小心動了桿子一下，結果打偏了，這全是肩膀過於僵硬惹的禍。

使用痔瘡栓劑時，也會有類似的事情發生。由於沒有常常使用痔瘡栓劑，因此，在使用插入時，便會很緊張。大部分的人都會像上廁所一樣，蹲下來，把痔瘡栓劑插入肛門。這種姿勢，會將腹壓加在肛門上，當有異物接近肛門時，便開始產生反射反應，肛門括約肌的運動會被打斷，並排斥外物進入。如此一來，插入痔瘡栓劑就成了一件棘手的事。

其實，使用痔瘡栓劑是有竅門的。首先，肩膀放鬆，躺下來成弧形，就可以很輕而易舉地將痔瘡栓劑插入肛門了。身體橫躺時，脊椎骨自然彎曲，肛門口的擴約肌便會由緊張而放鬆，這麼一來，也就很容易將痔瘡栓劑推入肛門了。

6.若使用痔瘡栓劑時有搔癢感覺，必須停止使用

曾經有一位製藥商說過：「每個人吃藥的反應可說十人十樣。不管哪一種藥，用在任何人身上，絕不會產生同樣的效果。要是自己不加注意的話，就很容易引起藥物過敏。」

有人使用痔瘡栓劑，效果顯著；也有人使用之後，一點好處也得不到，其中引起藥物過敏的人還不少哩。一旦引起過敏，或有起斑疹現象，就得趕緊停

這時候，將使痔瘡肝火上升！

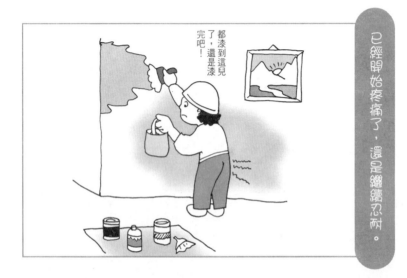

已經開始疼痛了，還是繼續忍耐。

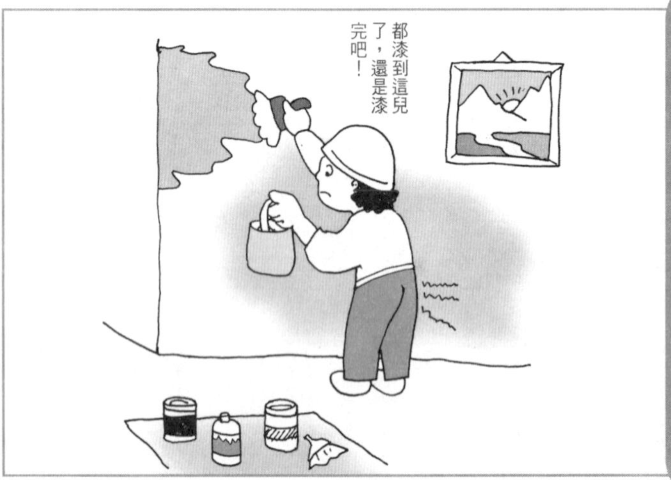

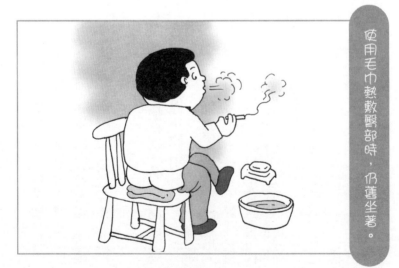

使用毛巾熱敷臀部時，仍舊坐著。

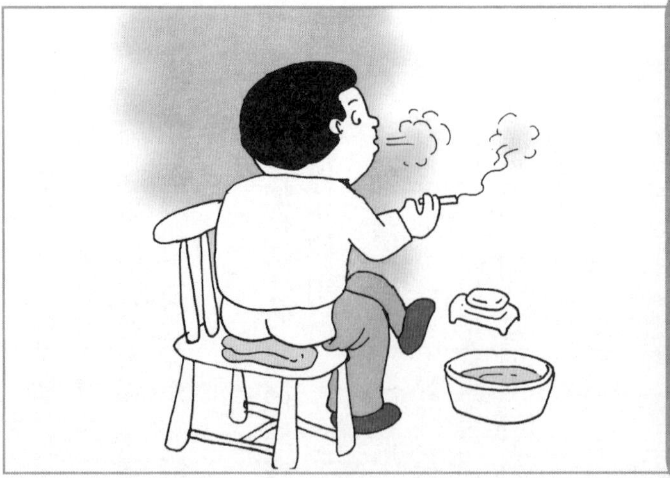

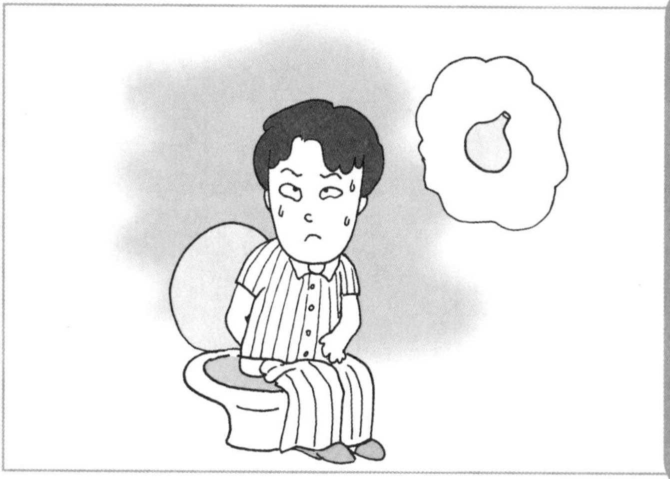

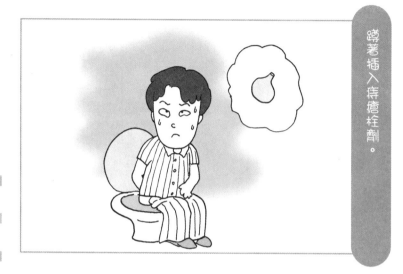

蹲著插入痔瘡栓劑。

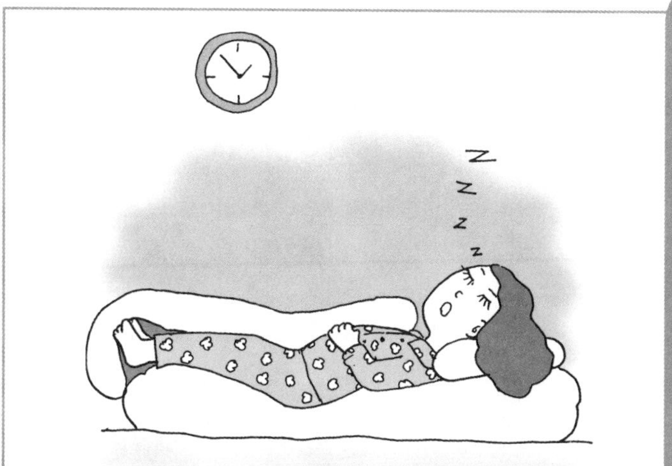

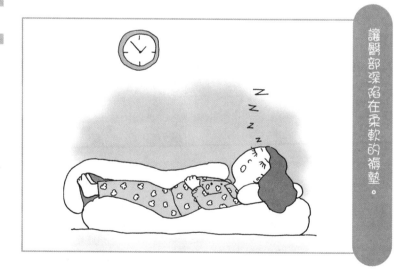

讓臀部深陷在柔軟的褥墊。

用，有時候為了應付一時的疼痛，會到西藥房買來痔瘡栓劑暫時一用，卻發現竟然起了斑疹，所以一定得特別注意使用才行。

使用痔瘡栓劑時，若有臀部發癢的現象，最先要考慮的就是藥物過敏。「發癢」是你跟痔瘡栓劑產生排斥現象的警報。發生這種情形，只好再去找另外一種較適合自己的藥物。

7.睡覺前做一次「痔瘡體操」，可消除臀部一天的疲勞

我曾經提過，每天早上我都會做柔軟體操。我希望「有痔者」也一定要做體操。不過，有痔者所做的體操，因為是以消除臀部一天的疲勞為目的，所以做的時間，在晚上會更具效果。「痔瘡體操」的作法，非常簡單：首先仰臥，腰下墊上枕頭以加高腰部的位置。接著，雙手抱住雙膝拉向胸部，肛門就可放鬆了。大約三十秒重複一次，只要做五分鐘就成了。「痔瘡體操」可說是一種有效防止肛門充血的體操。

8.睡覺前使用痔瘡栓劑，可獲得舒適的睡眠

說到睡眠時間，「有痔者」也可以從中得到好處。方法很簡單，只要在睡覺前，將痔瘡栓劑插入肛門，就可以坐收漁利了。這個方法的最大優點是，可以從出血和疼痛中解放出來，安安心心地睡個好覺。當然，第二天早晨，臀部和身體也都會覺得清爽舒適。

晚上睡覺前，使用痔瘡栓劑時，必

須注意兩個的地方：一是如果想上廁所，一定要先解決後再用痔瘡栓劑；二是不妨先洗個澡，讓臀部在清潔狀態下，接受痔瘡栓劑。不過，萬一晚上睡覺前插入了痔瘡栓劑，仍然有出血和疼痛現象發生時，就得上醫院找醫生囉！

9.為了隔天排便通暢，最好養成每天晚上做五分鐘腹部呼吸運動的習慣

很多人認為「腹式呼吸」和消化、排便是兩碼子事，毫無關連，實際上，卻是大有文章。現在，我就將箇中玄機做一個簡單說明。腹部吸氣時，肩膀和內臟自然地就會往上提；反過來，呼氣時，它們又會隨之下降。不斷地反覆做腹式呼吸，內臟自然也就跟著做運動了。由於這個運動，內臟受到了刺激，便可以消除便秘。

此外，像瑜伽、坐禪、丹田呼吸等的東方健康法，都可以有效地消除緊張，但是，不論是那一種，都是採用「腹式呼吸」的形式。因為腹式呼吸可以消除疲勞，所以第二天早上上廁所時，也就順暢些了。腹式呼吸可說是個老少咸宜的運動，只要在睡覺前五分鐘做一下，就可以獲得益處，可說是投資少，報酬多啊！

10.被褥上也可以做簡單的「排便馬殺雞」

為了不讓痔瘡惡化，最重要的事莫過於養成規律地排便習慣。每天早上，為了能夠順利地完成排便，可以做個

「腹部馬殺雞」的指壓運動。這個運動，只要在晚上睡覺前，花個四、五分鐘的時間，簡單地做一下，便可有效地預防和消解便秘。

仰臥在床，以肚臍為中心，用手指依順時鐘方向畫圈。再用雙手手掌輕輕地揉壓腹部，這就是「腹部馬殺雞運動」。做這種按摩時，要先使用手指頭做指壓，隨便在肚臍上找一個起點，就可以以此為中心，依順時鐘方向向外慢慢擴大畫圈做指壓了。指壓按摩只需要做三、四次就可以了。

做指壓時，屈膝是要訣。膝蓋一彎曲，腹部肌肉就會鬆弛，容易接受刺激，效果也就大多了。還有，不需要按摩到整個腹部發紅，或者用整隻手指去壓，像這麼強烈的刺激是沒有必要的。只要按摩、指壓讓自己的身體感覺更舒服就可以了。

11.床上可舖一層稍硬的被褥，對恢復臀部的疲勞有顯著效果

根據調查，工商業界人士大多有睡眠不足的苦惱。其實不只是工商業界人士，希望每天晚上都能夠「酣睡入夢」的人多的是。為了要能夠睡得深沈、睡得安穩，可有必要營造各種環境。比如說舖上一層床墊，跟睡得熟穩大有關係。床墊如果太過於柔軟的話，睡覺的姿勢便會曲成「く」字型，由於難以入睡，就會無意識地翻來覆去。

人類站立時，脊椎骨會成「S」狀

彎曲，通常是四～六公分寬；躺下時，最舒服的姿勢是展開成二～三公分寬的程度。這也是最適合熟睡的姿勢。

這種姿勢，對臀部而言是再好不過的優良姿勢了。床墊過軟，躺在床上，容易翻來覆去。每一翻身，就產生了一次腹壓，無形中也給臀部帶來了壓力。因此，買床墊時，不妨先躺躺看，稍稍有些硬的床墊，絕對是有助於身體健康。此外，若是床墊的保溫性、吸濕性、通氣性都很優秀的話，對臀部的健康管理，可說是萬全了。

三・你該知道的防痔知識6

1.大便出血就是得了痔瘡嗎？

有的人平時遇到大便出血就認為一定是得了痔瘡，其實不盡然，大便出血是肛腸疾病中的常見症狀之一。肛門直腸部位以便血為主症的疾病很多，除了痔瘡外，還有肛裂、息肉、肛竇炎、直腸和結腸癌等，因此，對大便出血不能簡單地認為就是痔瘡出血，而不加以重視，應及時到醫院去診治。

大便出血，在出血的形式、顏色以及出血量的多少方面都有不同，患者可以利用這些不同的特點來判斷是何種疾病引起的便血。如：內痔多以噴射狀出血為主，出血量較多；若便後點滴狀出血，滴血量不多，而且伴有肛門刺痛，多為肛裂出血；若大便成型而在糞便的表面附有鮮紅的血跡，要考慮肛門直腸部的病變，如直腸息肉、肛竇炎等；若血和糞便混在一起，且血色偏暗，則要考慮是直腸以上的疾病，如直腸、結腸息肉或直腸、結腸癌等。所以說，對大便出血要從臨床症狀做具體的分析，不能簡單地認為大便出血就是痔瘡，而忽略或延誤了對其他疾病的診治。

2.痔瘡不斷地出血，將導致貧血

「貧血，就是身體裡血液不足的現象」，沒想到有這種錯誤觀念的人竟是出奇的多。貧血正確的定義是，一定的血液量中，紅血球和血紅素的濃度，以及血球成分和血漿的比率值減少、不足的狀態。正常的血液，血球含量佔百分之四十五～五十，一旦下降到三十個百分比以下時，就是貧血。

痔瘡出血即使是非常少量，但若是一直持續不斷的話，最後一定會引起貧血。骨髓是人類的造血機構，每天製造出紅血球、白血球，以及各種血球。如果每天痔瘡都會出血的話，可就超出了骨髓的造血負荷量，而造成骨髓過重的負擔。這就像每天揮霍無度一樣，銀行裡的存款沒有那麼多，卻用那麼多，哪能不透支呢？

人類的血球和血漿比例值，急降到十五個百分比以下，就會死亡。不過，每天都嚴重地出血，終有一天也會降至百分之十五的。

在很多資深的「得痔者」中，經常可以看見很多臉色蒼白的人，他們在爬樓梯時，會覺得呼吸困難，因而構成日常生活和行動中的障礙。

3.由出血的顏色，可以判斷出疾病

血液分為「動脈血」和「靜脈血」。動脈將血液送至肺臟，再將之送回心臟，是為動脈血。動脈血中的血紅素會攜帶氧氣，因此血液呈鮮紅色，相對地，靜脈運輸的是從體內各組織排出的一氧化碳或是其他老舊廢物，因此，血液呈暗紅色。

根據痔瘡出血的顏色「鮮紅色」來判斷，應是動脈出血。而事實上卻是靜脈出血。其原因何在呢?肛門的周圍正好是動脈的折返點，此地帶處於動脈和靜脈的交集處，因此，痔瘡出血時，儘管是靜脈血，但血色卻與動脈血較為接近，所以，常常容易引起誤判。

我們可以將此比喻成河川和海洋。那麼，川海交接處的河口，就是肛門的血管網。假設河水是動脈，海水是靜脈，河水奔流入海的水，到了海裡，仍然叫河水；這也就是靜脈中血液的顏色，為何那麼接近動脈血液顏色的原因了。

出血血色若是一直呈現暗紅色，就不會是痔瘡所引起的出血，最有可能的是消化系統出了問題。由於血液在腸內停留的時間很長，在這一段時間內，血液中的血紅素會逐漸氧化，血液中的鐵質也就氧化成氧化鐵，因而使血色轉暗，為何說血色暗紅，可能是消化器官出血的道理便在此了。

因此，若將「臀部出血血色暗紅」視為一大警戒信號，並不是大驚小怪、窮緊張。它告訴我們，不知在內臟的某處，已經有潰瘍現象產生，而最壞的情況就有可能是癌症的前兆。

第7章 選擇醫院的智慧

——若需施行痔瘡手術時，應選擇專科醫生為前提。

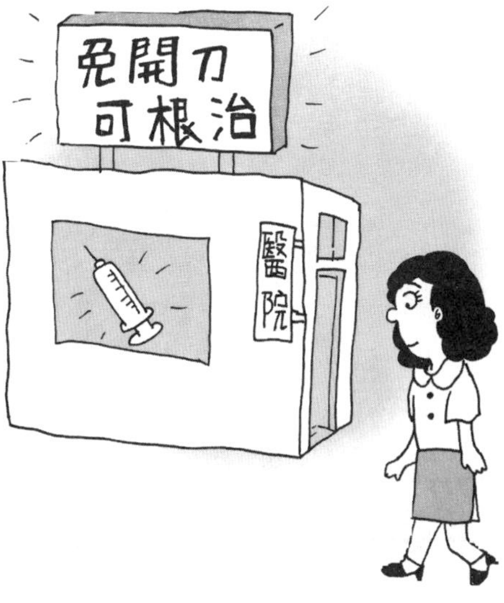

一・上醫院的心理準備

一提起痔瘡的症狀，不得不感嘆它的多樣性，真可謂是「一樣米養百樣人」，各有不同。常常，對某位「痔瘡同志」相當有療效的作法、藥物，一旦用在自己身上時，卻絲毫不見任何效果發生。不過，也有可適用於全體「得痔者」的，那就是：「吃得適暢，睡得舒暢，排得通暢」。如果能將這些放在心上，那就可以好好地應付痔瘡了。但是，如果有因痔瘡而常常感到不快，致使無法專心工作，或者疼痛太過於激烈的情況發生時，最好趕緊到醫院接受診斷，才是明智之舉。為了確實掌握住痔瘡的症狀和病情，奉勸諸君，還是能早就早，趕緊高抬貴足上醫院去吧！

平常就該事先蒐集就醫的相關資訊，免得發生萬一時，手忙腳亂，延誤了送醫時間。情報的獲得，可向親朋好友中，曾經接受過痔瘡治療的人詢問；此外，聽聽輿論意見來選擇醫院，也是要點之一。如果，有個常常接受他的治療的醫生或家庭醫生的話，找他商量是最好的方法。

「選個好醫生，選家好醫院」，對情報不易獲得的地方而言，是件很重要的事情。有些醫院，設備優良齊全，但至於醫師的技術是好是壞，卻不得而知。相反的，看起來其貌不揚的醫院，也可能有位能夠妙手回春的好大夫。此外，並不是每家醫院都會將痔瘡列為治療項目，因此，想要施行痔瘡手術時，要以選擇專科醫生為大前提。

痔瘡病人，通常覺得把臀部交給醫生診斷是件不好意思的事，或者怕手術疼痛難耐，因此，總想一個人偷偷地「自我治療」。在這種心理作祟下，儘管病狀已經極度惡化了，但仍然是對醫生敬而遠之。更危險的是，竟然對民間療法採取高度信任態度，聽信「怎樣的疑難雜痔，也能根除」等誇大的廣告，結果投下幾十萬、幾百萬的金錢，反而換得痔瘡惡化的代價。像這種例子，真是不勝枚舉。

由於痔瘡的種類和症狀都不一樣，如果一視同仁地用同一種藥來治療，哪有治好的道理呢？倒不如將這些花在民間療法上的時間和金錢，拿來找家好醫院。這才是真正能夠和痔瘡斷絕關係的方法。

二・讓害羞的痔瘡接受治療的九種方法

1.可先打聽親朋好友的「治療結果」，再來決定醫院

對「有痔者」來說，收集情報是一件相當重要的事情。為了能夠早日治療，早日康復，選家好醫院可說是一大要點。但是，哪一家醫院是好醫院？怎麼樣的醫院才是好醫院呢？尤其是需要住院治療時，更是馬虎不得。所以，不論是鄰居、親戚、朋友、同事等，都可以提供給我們情報：某醫院的設備是否完善？醫生是否親切？醫術是否高明？治療成績是否輝煌？……

有痔者為了預防萬一，最好還是早些收集情報，想到什麼問題，就快些去找出答案，這樣才能夠好整以暇。最正確的情報，是實際接受過治療的人的「結果」。如果能夠以這種情報，來做為選擇醫院的基礎的話，那麼，就不會發生找到一家風評極差的醫院，再來後悔的事了。

2.找家可信賴的醫院，跟主治醫生談談才是上策

曾有一本書上提到益友有三。其中，第二個益友是藥師，也就是醫生。「跟醫生做好朋友」若是換成現在來說的話，或許是指有一個無所不談的醫師

吧！

例如，下定決心要到醫院去接受痔瘡治療，但並不是靠自己判斷來決定要到那兒求診，最好事先跟主治醫師商量看看。主治醫師對於治療你的疾病已經很有心得了，他也應該能夠介紹給你一位可信賴的專科醫師。

不少的「得痔者」認為，痔瘡是種特別的疾病，跟不是專攻痔瘡的主治醫師商量、討論，也是白搭。不過，主治醫師在為你介紹某位專治痔瘡的醫生時，他也會跟治療其他的疾病一樣，以一個做醫生的經驗，對某家醫院的設備和醫生的醫術等，做一個總合性的判斷後，再推薦給你。主治醫師跟患者之間，若是沒有一種深厚的信賴關係，那就很難當成「朋友」了。從這層意義上來看，主治醫生，真是一位如假包換的「益友」。

3. 找一家車程約三、四十分鐘內可到達的醫院，最為理想

小家庭演變至今，人們開始說：「跟父母親的距離，最好在十步之內」。「十步之內，必有『親家』」這意思是說，雖然和父母分開來住，但最好住在一遇緊急狀況發生時，能夠立刻趕過來的地方，比較安心。

選擇一家治療痔瘡的醫院，也要考慮到這一點——找一家十步之內的醫院。從自己家裡或公司出發，大約三、四十分鐘之內可到達的醫院，是最理想的。曾經聽某人說起，他的朋友介紹給他一家醫院，但光單程一趟就要花上兩

個鐘頭。結果有一回，突然痔瘡劇痛，疼不可當，就趕緊送到附近的醫院接受治療。像這種情形，就算評價再高再好的醫院，也莫可奈何，絲毫發揮不了任何治療效果。

醫院的距離如果太遠，不僅有遠水救不了近火的缺點，即使在平常，上醫院看病也是一種負擔。這麼一說，就可以了解為什麼要找一家距離較近的醫院了。如果自己家裡附近找不到，那麼找家離公司近一點的醫院也沒關係。上醫院不構成負擔，對想探病的人來說，也是好事一樁。

4.為預防突然的疼痛或出血，應儘早地蒐集各種資料

有一句話說：「天災就會發生在人們不注意的地方」。這句話是警告我們平時就得做好防患工作。

對「有痔者」而言，也得做好防患於未然的工作。如此，才能應付突如其來的劇痛，或者是出其不意的大出血。常常有這種例子發生：一年到頭，老是在出血、疼痛中過日子，因此，也就不覺得有什麼稀奇，有什麼不對勁，反正又不是大痛、大出血，實在是不值得特別一提，誰料有一天突然疼痛大作，血流如注……。等到這時候，再去找醫生，可就太遲了。從疼痛的那一天開始，就該去找家醫院，找個醫生，免得那天病情轉劇、情況緊急時，還不知道要何去何從。所以，一定得趁早選定一家足以「預防萬一」的醫院。

為了在發生萬一時，不至於有這種

情形出現，不妨事先儘可能地多蒐集一些情報。為了能夠接受正確的診斷和治療，事先找一家值得信賴的醫院，才是要緊事。凡事有備，就可以無患，也不至於臨事手忙腳亂了。

5.對於曾經有過復發和後遺症經驗的人的資料，應特別注意

關於痔瘡的手術，從前常常可以聽到：「痔瘡動了手術，還是會再發作」，或是「手術以後，一定會留下後遺症」等令人聽之生畏的話。的確，過去那種舊式的痔瘡手術，確實是有很大的缺點存在。但是，目前的手術法已經非常進步了，最新的痔瘡手術，可說是零缺點，不會有復發或是後遺症等副作用發生。

因此，如果你最近從親朋好友口中得知，有人動了手術後竟然「復發」或產生「後遺症」情況，八九不離十，他接受的大概是舊式手術的治療。所以，你千萬別上那家醫院，別找那位醫生，這才是聰明人的行為。

6.選一個可以經常詢問症狀，並能給予詳細說明的醫生

根據某位心理學者的論點，人在缺乏自信的時候，便會急著行動和判斷。從這個觀點來看，我們可以從日常生活中，想像出一些情況來。比如說，想告訴某人某事時，若對事情的內容沒有把握的話，就會越說越快；打高爾夫球也是，不知道會不會成功時，就會揮桿太早……。諸如此類的事情，也許大家都

臀之禁忌⑦

這時候，將使痔瘡肝火上升！

不找人商量就自己挑了家醫院。

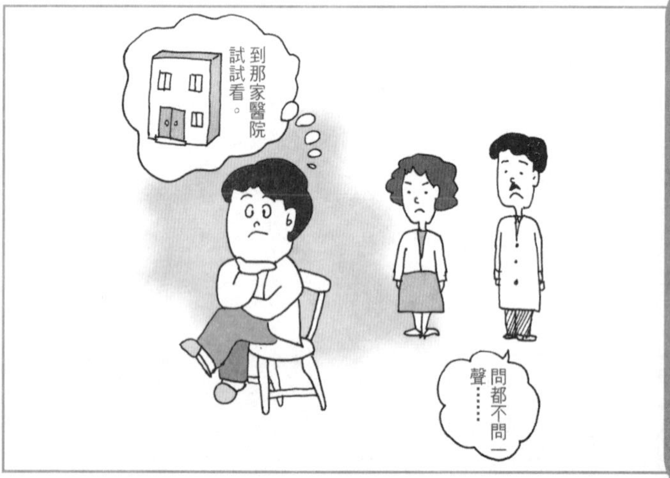
到那家醫院試試看。
問都不問一聲……

想等到疼痛發作時再去找醫院。

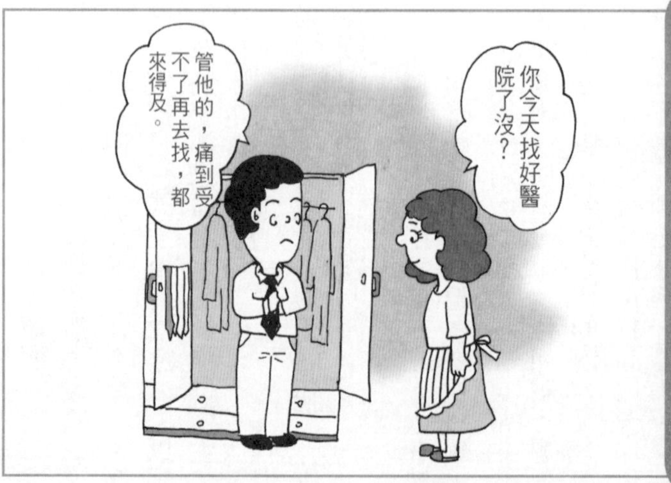
你今天找好醫院了沒？
管他的，痛到受不了再去找，都來得及。

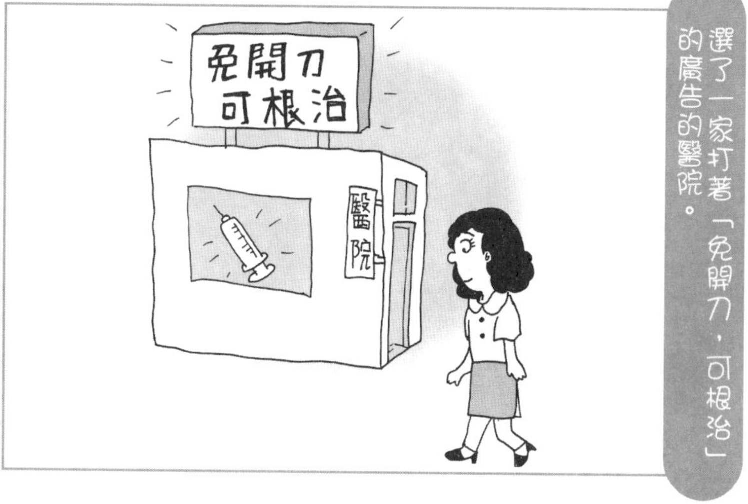
選了一家打著「免開刀，可根治」的廣告的醫院。
免開刀
可根治
醫院

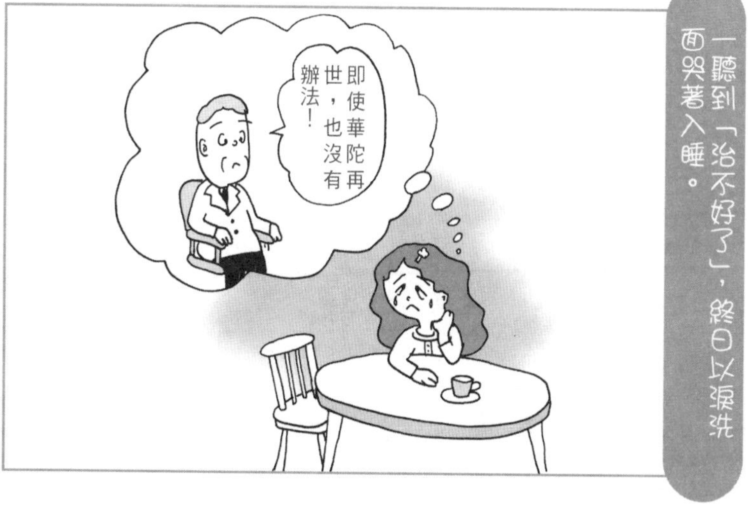
一聽到「治不好了」，終日以淚洗面哭著入睡。
即使華陀再世，也沒有辦法！

有好幾次經驗。

醫生或許也適用於這個「法則」吧！在為病人診斷時，草草了事、馬上下診斷的醫生，可說是沒有自信的表現。檢查臀部就不用說了。相對地，若是問診十分詳細，而且，對於患者所說的話，都聽得仔細清楚，對病人的疑問，也毫不厭煩地加以回答，這種醫生就是值得信賴的醫生。

「以你目前的狀況，動手術最好」、「改變一下飲食內容，就可以順利排便了」……等問題，都能向患者詳細解說的醫生，可說是值得你立刻信賴的醫生。還說不到兩句話，就立刻提供給你某種「秘方」的醫生，可得要注意、警惕一下了。

7.避免去大肆宣傳「不用開刀，便可治癒」的醫院

從前醫療不發達的時代，對於那些疑難雜症，怎麼樣也治不好的疾病，便會去求神問卜。諸如「不用開刀，也能治癒」之類叫人心動的痔瘡廣告，也常吸引不少患者趨之若鶩。注射療法亦是其中之一。

有些注射療法是對肛門注入腐蝕劑，肛門組織會因此而壞死，因而產生肛門狹窄的現象。用注射來治療痔瘡，確實是不用開刀，但是，腐蝕劑會腐蝕掉肛門組織，隨之而來的就是激烈的疼痛。於是「得痔者」便會想：「不開刀都那麼痛了，開了刀以後想必更痛吧？」所以，有痔者都敬手術而遠之。

其實目前的確有一種簡易而且無痛的手術方式，這種手術方式在門診便可施行，不用麻醉。這種手術適用於兩度或三度之內痔核。此法是將痔核用橡皮圈紮住使其血流阻斷，約一星期左右，痔核會自動脫落。此法不影響排便及工作，對出血、脫垂之二度及三度之內痔核患者有很好的療效。目前健保也有給付。對於不敢開刀及沒有時間住院的患者是一項不錯的選擇，不過如果是外痔則無法選擇這種方式。

提醒您，對於一些強力標榜「不用開刀，便可治癒」的醫院，讀者最好小心慎選。

8.治療中感到疑問時，就算治療一半，也該換家醫院

選擇醫院需要以慎重的態度來執行。但無論再怎麼樣慎重其事，仍然很難擔保選中的一定是一家如假包換的好醫院。醫院是好是壞不清楚，接受治療有沒有效果不知道，這才是可怕的事情。

一般認為，一旦讓某位醫生診斷後，就要信賴他，安心接受他的治療。反過來說，看一次病，換一家醫院，對患者來說，可以說是喪失了「痊癒」的資格。即使是治療痔瘡，也要趁早找個可以信得過的醫生，專心接受他的治療，這件事一直再三地耳提面命。倒是痔瘡的治療，和其它疾病比較起來，確實也存在著因為醫院不同，而治療方法也有很大出入的事實。

本書即使一而再、再而三地介紹最

新的治療方法，但也未必能夠採納所有醫院的治療法。在通往醫院的途中，如果對它的治療方法有所疑惑時，還是果斷地換家醫院吧！

9.就算醫生說：「治不好了」，也不用躲在棉被裡哭

曾經接受過痔瘡手術，卻還沒有完全治好的資深「得痔者」中，「反正都治不好了，多多少少有些痛時，就忍耐一下，不然就到西藥房買個藥來塗塗抹抹，日子不也就過去了嗎？」像這樣半達觀的人很多。遺憾的是，竟然有少數醫生，在為痔瘡患者診斷時說：「一生都治不好了，每天插痔瘡栓劑，自己多注意一點，痔瘡不發作，算是運氣好；萬一作怪，也只能這樣了」。儘管聽到醫師這麼說，也用不著晚上躲在棉被裡哭。

建議有痔者碰上這種情形時，趕緊到別的醫院再試試看。為什麼呢？因為沒有任何一種痔瘡是目前的治療法所不能醫治的。如果說：「治不好」，應該是說這句話的醫生自己的醫術治不好病人的痔瘡，而不是全天下的袞袞諸「醫」都束手無策。

這種情形，和過去施行舊式手術會產生後遺症或復發，可說是同屬一類。如果能夠用最新手術法再做一次手術的話，一定可以完全治癒的。

三・你該知道的防痔知識7

1.要特別注意痔瘡與直腸癌同時發生的狀況

一般認為痔瘡並不是一種要命的疾病，不過有些疑似痔瘡的疾病，若是放著不理不睬，它可就會是奪命殺手。

直腸息肉便是其中之一，症狀也是不會疼痛，但有出血現象，不過，它與內痔核不同的地方卻很多。這種息肉經過一段長時間，有可能轉變為癌。由於直腸癌癌細胞生長的地點靠近肛門，因此，只要用手指伸入肛門中，就可以很容易發現到。

相對地，長在離肛門二十公分以上的結腸癌，光靠門診診察是無法發現的。因為直腸內有糞便，糞便將構成深入診察結腸的障礙。

因此，若有出血現象發生時，但並不是肛門和直腸異常所引起，這時就該做大腸檢查。接受大腸檢查時，腸內必須空空如也，這是檢查前的必要措施。

從發現結腸癌這點上來看，有必要特別注意痔瘡和癌症同時發生的情形。痔瘡出血的顏色是鮮紅色，癌症引起的出血則為暗紅色。兩者雖有此不同，但痔瘡出血量過多時，往往會將癌症的出血掩蓋掉。這也就是為什麼結腸癌會遲遲才被發現的原因。

大腸癌包括直腸癌在內，是所有癌症中，罹患人數僅次於肺癌、肝癌的熱門癌症。所以，一旦發生了出血現象，還是趕快到醫院去接受檢查。這點不但重要，而且必要。

2.痔瘡會誘發哪些疾病？

一般情況下，痔瘡不會引起全身性疾病。但是，較嚴重的痔瘡也會導致或誘發心腦血管疾病的發作。特別是老年性患者，如患痔瘡會加重便秘，而大多數老人都或輕或重地患有便秘，當排便發生困難時，患者用力憋氣，會使心跳加快，造成腦血管破裂，引起腦出血或腦栓塞，使腦部血液循環障礙形成部分腦組織缺血、水腫等病理改變。如有血栓形成，栓子可隨血液循環而引發肺栓塞、腦栓塞；如果痔核過大，阻塞肛門，可導致小便不暢；如果長期便血，可導致繼發性貧血等一系列病症，給身體健康帶來危害。總之，患有痔瘡的人，應儘早去醫院診治，在解除病痛的同時，也可避免誘發其他疾病的發生。

第8章

求醫的智慧

——就醫前，應儘可能詳細地寫出症狀的程度和發病時間。

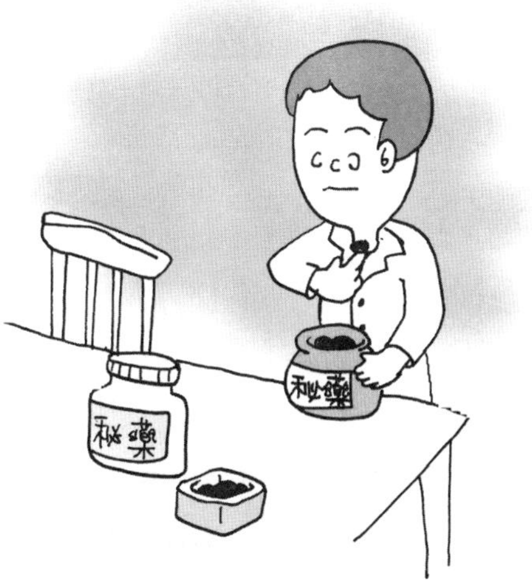

一・越早治療，越能完全治癒

「痔瘡手術，會令人痛不欲生」、「只動一次手術，卻會復發好幾次」，大概是因為這些錯誤而普遍流傳的話所影響吧！很多「有痔者」寧可忍耐、忍耐、再忍耐。

忍耐的結果，將導致疼痛和出血越來越嚴重，明明已經嚴重到不得不去看醫生的地步，卻仍然自己上藥房，隨便買個痔瘡藥回來塗塗抹抹，像這種人，多得無法計數。其實，結論可先說在前頭，若能按正確的步驟和方式來治療痔瘡的話，一定可以完全治癒。它和終生必須依賴藥物和飲食治療的糖尿病或心臟病等成人病不同，痔瘡絕不是一生一世的疾病，它不會跟你一輩子的。

不過，若是覺得痔瘡只不過是有點麻煩，並不是什麼性命攸關的大疾病，沒什麼了不起。像這種想法，是危險的。自己買藥自己醫，一個勁兒地投身於自我療法中，是治不好痔瘡的。因此，當你心不甘情不願地去看醫生時，卻震驚地發現，自己患的不是痔瘡，是癌症。此時後悔又有何用呢？

「自己到底是不是有痔者？」如果有這種疑慮時，還是趁早到專科醫師那兒一趟，不但可以因接受治療、診斷，而消除掉因痔瘡引起的疼痛和不快感，同時也能因此而早些發現重大疾病。雖然痔瘡的種類和症狀大有不同，不過要是能謹守「吃得健康、排得順利」的生活原則，治好痔瘡是指日可待的。至於是不是只要生活規律，就可以治好痔瘡，或者是否一定要施行手術才能將痔瘡連根拔起，能夠為你做正確判斷的，除了專門醫生外，不做第二人想。

由於長痔瘡的部位，是個令人感到曖昧、敏感、不好意思的部位，因此總是一天拖過一天，遲遲不肯上醫院，如此一來，必須動手術的機率，也就一天高過一天。如果被診斷一定得接受手術治療時，也用不著擔心，因為最近的手術，已到了無痛、無復發危險的階段。當然，說到「無痛」，也並非「完全無痛」，但疼痛的程度，一定是在可以忍耐的範圍之內。

一旦自己覺得自己患了痔瘡，就該上醫院接受專門醫生的診察。特別是在就職、結婚、轉職等生活環境改變時，更該毫不猶豫地上醫院去。如此，就可以跟一生最惱人的跟班——「痔瘡」說再見，迎向更好的明天！

二．強力對付痔瘡的九種方法

1.痔瘡自然回歸原位——不動手術也能治好的機會

痔瘡也有不用動手術就能夠治癒的機會。以我們做醫師的立場來說，能不動手術就此痊癒，是再好不過的事了。所謂「不動手術而能治癒的機會」，就是指脫出的痔瘡，自然地回歸原位。

有很多人抱有這種錯誤觀念：「去醫院一定得動手術」。因此，儘管已經忍無可忍，不得不上醫院了，卻還是咬緊牙關撐下去，靠自己力量來治痔瘡。結果，病情越來越嚴重，最後，終得走上「除手術外，別無他法可想」一途。在痔瘡初發時，如果就能趕快到醫院接受治療，大多沒有實行手術的必要。希望大家能早些去看醫生，緊緊抓住機會之神，寧可死抓著不放，也不要後悔莫及。

2.不斷出血時，就該到醫院去做「定期檢查」了

人一到中年，好像就會開始注意到報紙或雜誌上的健康消息。大家最關心的，莫過於同年齡人的死因，突竟是什麼？

說到死因，仍然是癌症高居第一。因此，大家對於有關癌症的種種消息、

報導等也最為關心。在癌症治療上來講，「早期發現」是最重要的治療要點，相信大家都已是耳熟能詳。為了早期發現，一年一次的定期檢查，絕對不能省、不能廢。對付癌症的要點就是「早期發現，早期治療」。定期檢查的原因也就在於此。

如果排便時，持續地發生出血現象，就得立刻上醫院去，同時也要打算兼做癌症預防的定期檢查。

肛門上有直腸和結腸，若發生了肛門出血現象，可能是單純的痔瘡出血，同樣地也可能是因為其他疾病所引起的。腸的疾病有結腸癌和直腸癌等，結腸癌的罹患者，近年來正以驚人的速度，不停地增加。為免擔心，有必要接受診察。最可怕的是，自己「隨便判斷」自己得的是痔瘡，而錯過了儘早發現癌症的機會，到那時談什麼都太遲了。

3.上醫院做痔瘡治療時，不妨也做癌症檢查

人們常說「順便」，「如果你上超級市場去，順便幫我買包香煙回來」、「如果你去銀行，順便繞到郵局去寄一下信」，像這類事在我們的日常生活中常常可見到。

不過，上醫院可不是一件容易「順便」的事。為了痔瘡而到醫院治療，更是件很「難得」的事，為了臀部好，對上醫院這件事，也不妨發揮「順便精神」。

因痔瘡而上醫院或住院時，一定得接受癌症的檢查。在我的醫院裡，為患

者做痔瘡診療時，也會要求他們做腸部的檢查。痔瘡的發生部位，是在消化器官大腸末端的肛門處，因此，可視為內臟疾病的一種。

直腸癌等，可在診斷痔瘡時，用手指插入肛門檢查出來。至於長在深入肛門二十公分處的大腸癌，就不那麼容易發現了。當你「難得」到醫院一趟時，就「順便」做個腸部檢查吧。

4.萬一血色帶黑時，得趕緊到醫院去

如果出血血色呈黑色，那是告訴我們「身體出狀況」的危險信號。提到「黑血」，走到那，看到那，每一本辭典上都寫：「由膿疱流出的黑色血液；壞血」。一般說來，手、腳受傷時，流出的血液是乾淨的鮮紅色，若是化膿腫疱的血，便會呈黑色、混濁狀。

此時所說的腫疱，恐怕就是指「癌」了。不過痔瘡也會很難得地流出略帶黑色的血，但一般而言，都是鮮紅色的血液。對出血現象已經見怪不怪的「得痔者」中，多的是對出血血色毫不關心的人。為了不招致「到那時才上醫院……」的結果，可得多注意一下血色，一旦發現黑濁的血液時，一定要趕緊上醫院，接受診察。

5.決定上班後，在尚未報到前，先將痔瘡治好才是上策

對決定就職諸事的「有痔者」來說，在尚未開始上班前，先將痔瘡治好，也是一種很重要的「儀式」。有很

多社會人士都會跟痔瘡打交道，痔瘡又偏偏愛挑正在應酬或參加同事、上司的宴會時發作。如果偏要等到上班後，才肯去動手術入院治療，豈非糟蹋了做一個重要的社會人的開始呢？就職考試結束後，一直到開始上班前，有一段不算短的時間。這段時間，自己可以自由運用使用，乾脆利用這段時間跟「痔瘡」告別，不是很好嗎？手術完成後，痔瘡解決了，就能以更篤定的心情，依序完成自己的生涯目標。

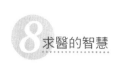

6.即使是初期痔瘡，女性在結婚前，也應先將它治好

從前，結婚前的年輕女性，都會到一些專門教授烹飪、插花等的「新娘教室」去惡補一番。這是為了結婚以後，不致於在婆家丟臉、出醜，所以才拼命地惡補一些「本事」。現在的年輕小姐，結婚前也有不想出糗的心理。她們為了不在結婚典禮上沒面子，於是就跑去做全身美容，為了自己的「美貌」拼命地努力。

同樣地，「痔瘡」也是結婚前必須要先醫治的疾病之一。這原因中的一個是母親將會懷孕，胎兒會越長越大，將壓迫到腹中的大靜脈，如此一來，便會很容易引起肛門充血。而且，結婚前事先治療痔瘡，也可以說是「禮節」之一，不是嗎？

這時候，將使痔瘡肝火上升！

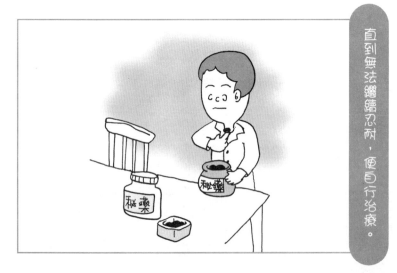

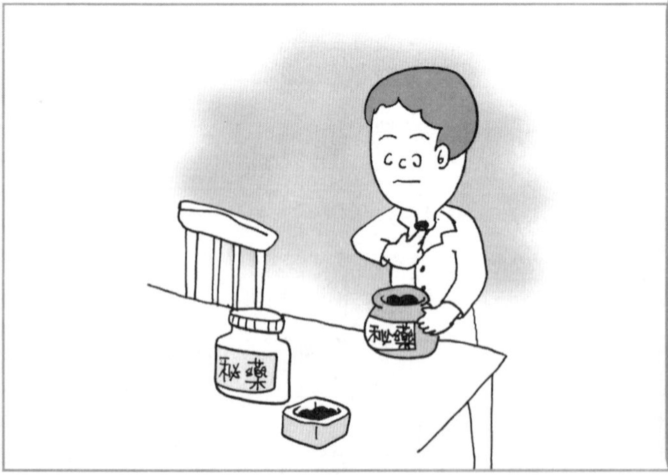
秘藥
秘藥

直到無法繼續忍耐，便自行治療。

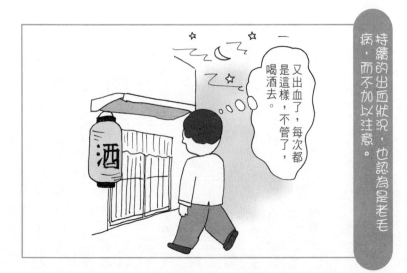

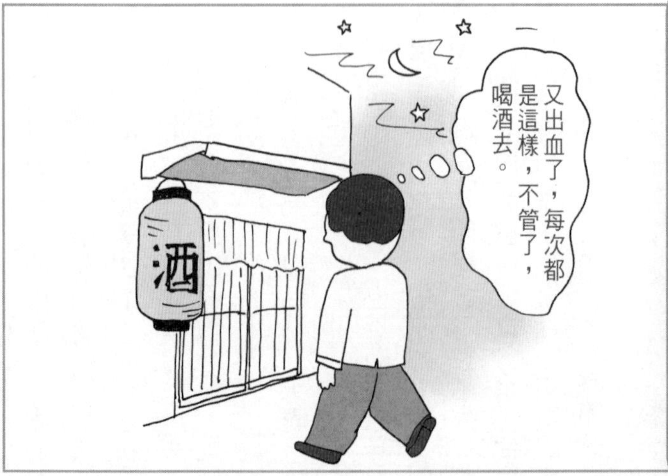
又出血了，每次都是這樣，不管了，喝酒去。
酒

持續的出血狀況，也認為是老毛病，而不加以注意。

長期前往海外出差以前，沒事先治療。

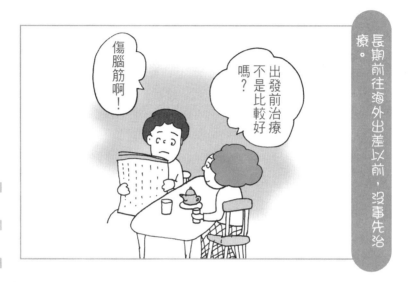

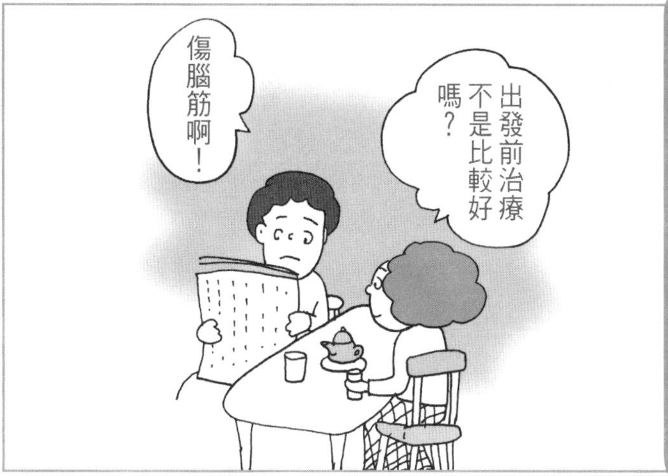

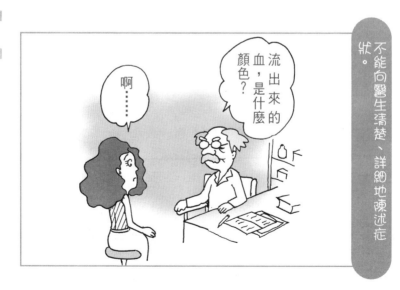

不能向醫生清楚、詳細地陳述症狀。

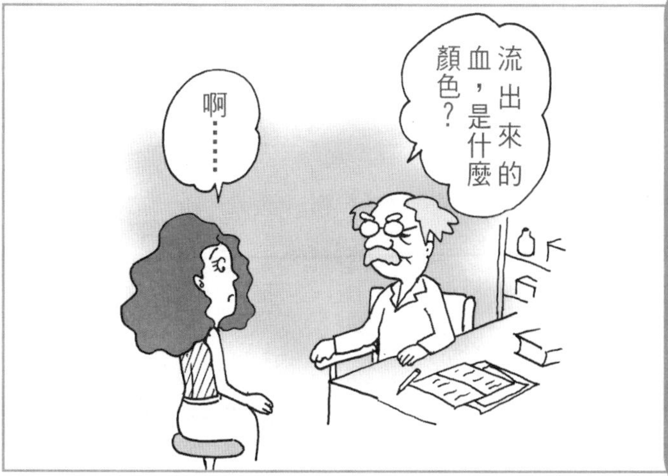

7.因工作關係，必須長期駐任在外，出發前別忘了上醫院一趟

近年來，企業的海外貿易越來越發達，而由於工作的關係，必須長期留駐海外的人也越來越多。生活在人生地不熟的土地上，可以想見得到隨之而來的種種苦勞。

遺憾的是，醫療上也出了不少麻煩。無可否認的，有些國家的醫療技術仍然未開發，還在啟蒙階段。再加上醫療系統不一樣，金錢上的困擾也就發生了。因此一旦決定前往國外就職後，儘管病情已穩定，但還是要走一趟醫院。不將臀部治好的話，恐怕會寸步難行，想走遍全世界也就不可能了。

8.第一次上醫院時，不妨把自身症狀記在備忘錄上

以第一次上醫院求診這件事來說，可以比喻成是醫生和患者之間的「相親」。醫生想診斷的更正確，他便會詢問有關於患者的種種事情。這時候，患者的答案若是曖昧不明，情報蒐集就會不完全，因而影響了醫生的診斷。常常可以聽到相親的一些趣聞，倒是沒聽說過，對對方的詢問，皆以「不怎麼知道」來回答的例子。不過，醫生詢問症狀時，不能夠清清楚楚地回答的病人卻很多。

在問診時，為了能夠正確地回答醫生的詢問，不妨先把自己感覺到的症狀，寫在便條紙上。關於出血、疼痛、

脫肛狀態、排便情形等等，儘可能詳細地寫出症狀的程度和發病時間。如果能這麼做，跟醫生的「相親」就能夠「一拍即合」，進而接受更適切的治療。

9.不擅自「自我診斷」，以免延誤病情

「自己的事，自己最清楚」，因而誓不肯接納他人的意見，諸如此型的老頑固，真是屢見不鮮。像有些與痔長年相交的資深得痔者也是如此，他們一直肯定地相信：「我自己的痔，我最清楚」。

來我這兒求診的患者中，有些人一進診察室就說：「給我止痛藥」。他們覺得自己從前就有「自治」痔瘡的經驗，這次只不過是碰巧痛得沒辦法而已，所以一開口就要止痛藥。

痔瘡確實不是什麼要命的絕症，如果患者願意長期抗戰，持續忍耐的話，當然也可以不動手術、不做治療。但若從「痔瘡也是病」這個觀點來看的話，就有必要接受正確的治療，將它治癒。像那種「資深得痔者」的情況，明明已經到了非動手術不可的地步，卻仍然只想用藥物來控制，直到萬不得已了，才痛下決心住院開刀去的情況，實在令人惋惜。

三・你該知道的防痔知識8

1.常受忽略的臀部疾病

雖然很多人都明白痔瘡是「臀部的疾病」，但多數人對臀部的認識，卻貧乏地可憐。這是相當出乎意料的。有痔者若是真正地關心自己的臀部，就應該知道臀部的構造。

因為痔核發生的部位不同，又可分為「內痔核」和「外痔核」。在肛門的內部，即肛門的皮膚和直腸黏膜的交接處，有一個鋸齒狀的組織，稱為「齒狀線」。內痔核正如其名，就是生長在齒狀線的內側。因為齒狀線是由自主神經支配的，所以也就沒有疼痛的感覺。這就是內痔核之所以不會引起疼痛的原因。相對地，外痔核是長在齒狀線的外側，也就是和臀部皮膚相接的部位，因此，疼痛感便會產生。

齒狀線的黏膜和皮膚之間，有一個稱為「移行上皮」的組織。移行上皮如果把它放在嘴巴上來講的話，它既不屬於臉部皮膚的一部分，也非嘴巴中的黏膜，而是接在嘴唇的地方，一處知覺發達的組織。

食物的入口處是唇，出口處是肛門。肛門也跟唇一樣有著知覺；唇在吃進食物時，會提供冷、熱等情報；同樣地，肛門的移行上皮所負責的便是提供各種有關於排便的情報。根據這些情報，我們就可以順利地排便了。偶爾，也該好好善待一下這位無名英雄才是。

2.對付痔瘡的最新手術

如果有人說：「痔瘡手術會叫人痛不欲生」，可見他指的一定是舊式的手術法。舊式手術法簡單地說，就是將痔瘡切除後，再把傷口縫合，就算完成了。也就是閉鎖式手術。這種閉鎖式手術，在二次大戰結束後，一直到四、五十年代的後半期，幾乎全國的醫院都採用此法。因為它將痔瘡處的靜脈叢，連同痔瘡，幾乎全部切除，所以乍看之下，會以為它是一種可以斬草除根的高明手術法。

不過，這種手術法有很高的併發症，而且手術時間相當長。最近採用這種手術法的醫院已經越來越少。相對的，僅切除掉壞的部位，切除後的傷口不全部縫合，這便是開放式手術法。這種手術在手術中和手術後的疼痛較小，而且也沒有復發的顧慮。切除後，縫合傷口至齒狀線，人類與生俱來的再生力，將會自然地使齒狀線外的傷口癒合。

至於裂痔和痔瘻的基本想法也是相同的。裂痔，尤其是潰瘍性裂痔，切除潰瘍後，也不將傷口縫合，採取的也是開放性手術法，痔瘻方面，只有一根痔管的單純性痔瘻和有兩管以上的複雜性痔瘻，雖然有十萬八千里的差別，但切除瘻管後，不將傷口縫合，而利用再生力自然癒合，可說是完全相同的。

第9章

住院的智慧

——手術後要避免腹瀉或便秘，以免刺激傷口。

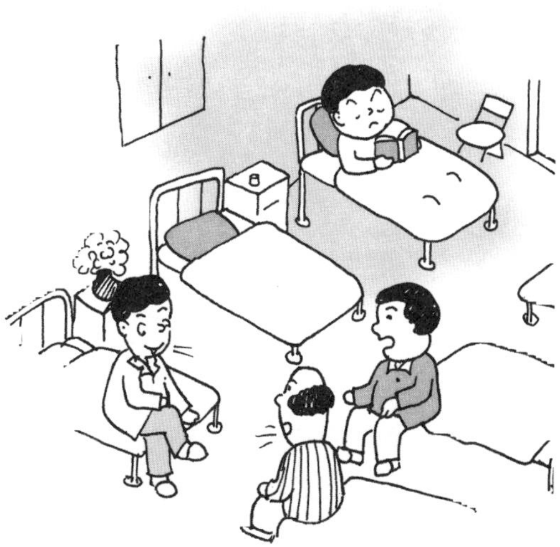

一・十五分鐘的手術，就可重過快樂的人生

感冒在初期症狀時，趕緊蒙頭大睡，讓全身發熱出汗，再到藥房買個感冒藥吃，便可以很容易地治好。不過，一旦高燒持續不退時，無論是誰也知道要趕快到醫院去，萬一診斷結果是肺炎時，就得當場辦入院手續。

痔瘡跟這種情形，可說是如出一轍，同一個模式。初期痔瘡，只有偶爾才有出血現象，如果能在此刻病情尚輕時，調整排便習慣、嚴守肛門衛生、改善生活環境，多注意日常生活起居，就可以防止痔瘡惡化了。不過，若是在上班途中或運動到一半時，突然發生脫肛，就會造成日常生活上的不便；或是出血現象太厲害時，便會引起貧血，偶爾也有疼痛到無法忍耐的地步發生。像以上這些情形，還是有入院接受手術治療的必要。

目前在醫院中施行手術，約莫只需十五分鐘，就可以大功告成了。而且，最近的麻醉術非常進步，等你一覺醒來，就會發現手術已經完成了。「動手術會令人痛苦難當」已經成了前塵舊事。這樣的事實，大家應該可以明白。手術結束後，大約必須要有四至五天的住院時間。這段期間，將做復原觀察和治療，等到傷口完全癒合，已經沒有出血危險，便可以辦理出院手續，住院期

間，除了須注意排尿、排便規律化之外，就沒有其他需要特別注意的事了。飲食跟平常一樣即可。

因此，不管住院時間是短是長，一樣可以看書、看電視、跟同室的人聊天、閒話家常……想過充實的住院生活是不成問題的。尤其是每天被工作逼得焦頭爛額，忙得喘不過氣來的人，更可以將住院時間，當作是暫時的「休養」。此外，趁此機會做一次全身總檢查的人也有。

出院回家以後，為了繼續追蹤，仍然有上醫院的必要性。剛開始五天去一次，之後，一個星期一次，兩個月以後就可「重新做人」了。這段期間，幾乎可以過和住院前一模一樣的生活。出院一個禮拜以後，即可以做運動。想到海外旅行，手術後一個月，就可以進行了。不過這些事，都得跟醫生商量。

只要手術十五分鐘，住院兩個星期，就可以治服頑固的痔瘡。正式告別痔瘡後，便可過輕鬆、舒適的人生了。

二・跟長相廝守的痔瘡說再見的十一種方法

1.向住院的前輩們請教，可獲得有用的資訊

對於住院生活的種種，若能事先略知一、二的話，往往會有意外的收穫與幫助。決定住院以後，應該知道同病房中住了些什麼人。有剛動完手術的病患，也有馬上就要出院的患者。雖然痔瘡症狀因人而異，不過久病成良醫，對於這些前輩，不妨找個機會向他們討教、討教。這些智慧內容，都是代代相傳的，可說是鉅細靡遺，再細微、再繁瑣的問題也能解決。事先知道這樣的情報，手術、住院的不安，就可以一掃而空了。

2.手術或住院計畫，可定在休假期間

很多人都會利用黃金假期或暑假期間，到處去旅行。不過，對有痔者來說，因為臀部有所不便，「旅行」似乎也就成了可望不可及的事，無論如何都不得不待在家裡。

對那些痔瘡已經嚴重惡化到非得動手術不可的有痔者來說，可多利用休假住進醫院，施行手術。或許有人會想：「大家都出去玩了，我住院？」其實只要忍耐一、兩個禮拜，往後就可以過快

樂舒適的人生了，這種極有意義的事，何樂而不為呢？

從手術以後，一直到出院，體力上多多少少有所差別，但大概一～兩個星期以後，就可以恢復了。治療痔瘡，還得撥出兩個星期來休息，有些人想到就覺得困難重重。若是忙碌的工商業人士，因為工作關係，怎樣也抽不出時間來休息的例子，時有耳聞。所以，不妨利用假期，有計劃地入院開刀。如果能好好利用假期的話，因為住院而影響到工作的可能性，將可降到最低。

3.住院的日數和費用，可事先調查一下

第一次跟女孩子約會時，有些男士為了面子起見，往往會帶女士到高級餐廳用餐，結果買單時，金額卻超出想像地高。錢帶得不多，只好開口向女方借錢——做這種糗事的年輕男士一定不少。如果可以簽賬，倒還不致於手足無措，所以，為了不想看到天文數字，為了不想抱頭煩惱，到「未曾謀面」的店裡去時，還是事先確定一下價目，心也比較能夠安定。

實行痔瘡手術也是同樣的情形。有時候，痔瘡突然惡化，痛得無法忍耐，必須提早接受手術治療，因此，不妨事先知道一下手術費用和住院天數，心裡也有個底。

目前國內中央健保局對痔瘡手術之給付是採取「論病計酬」的方式，也就是根據醫院之等級而給付一定之金額，即依醫學中心、區域醫院或地區醫院之

等級不同而給予不同的給付。病人應負的部份為部分負擔，目前固定為住院總金額的10％。台灣目前許多醫院都有執行痔瘡手術之大腸直腸外科專科醫師（目前執業中約一百多位），病患可事先打聽清楚。

4.不妨將住院期間當作充電期間

我有幾個好朋友，都是因為彼此常常「生病」而認識的。其實，他們的身體根本就沒有任何疾病，只不過是為了想過專心唸書，忘卻工作的生活，因而佯稱生病。平常，拼命工作得連一分一秒的讀書時間都沒有，逼不得已，只好創造出這麼一種時間。這可說是為了做更好的工作，而創造出來的「充電時間」。

就像這樣，明明身體健壯如牛，哪兒也沒有毛病，卻還得製造出這麼一個「充電時間」，真是煞費苦心。為了痔瘡手術而住院的人，不妨將這段時間，當作是「充電時間」。對平常忙於工作，根本就沒有時間唸書的人來說，更是絕佳的機會。

在這段充電時間內，可說是無書不可讀。工作上的參考用書、商業書籍、為出差而讀的外語書籍，或是很早以前就買回來積壓著的書籍、讀到一半的書……像這些都可以利用這段時間來處理。有些人便在醫院裡讀了一整天的書。讀一些跟工作完全沒有關係的書，有時候也會發現意外的驚喜，對「充電」將有所幫助。

5.入院期間，正好是改善自己生活品質的大好機會

因痔瘡而入院治療的生活，確實可以說是改善自己、體會人生的機會。平常忙得來不及思考的問題，沒有時間做更深入思索的問題、自己的事、家人的事、社會上的事、哲學上的思想……都可以利用這個時間，想個過癮。或許這也可以說是住院的功能之一吧！

我在醫院裡，都會放置有「痔瘡心得卡」。患者出院時，有任何感想或其他什麼的，都可以寫在上面。有人寫著：「兩個星期的住院生活，由於跟外界隔絕，使我能夠靜下心來，好好審視自己、調整自己」；還有人寫：「能夠戒煙」……。出院以後，不僅是臀部，就連身心也將有一番新氣象。

6.同處一病房的人，將形成另一個新的人際關係

從前人說：「吃同一鍋飯的人，感情親」，這就是因為有相同的體驗，所以也就有了較強烈的連帶感。

對因痔瘡而住院開刀的人而言，跟自己住同一間病房的人，也可以說是：「吃同一鍋飯的人」。或許是住院期間，有了共同經驗，久而久之，關係也就越來越好。讓我來介紹一下醫院中的情形。「動完手術以後第五天，就會出現空檔時間，然後便開始覺得無聊。這個時候，就會跟同病房的另外三位「同志」，閒話家常。先是以排泄為中心話題，再講到動臀部手術的心情，接下來

又談到種種心得……。在輕鬆、愉快的氣氛中，跟自己的『同居人』聊聊為什麼會跟痔瘡扯上關係等，轉瞬間又過完了一天。」原本是兩個完全不認識的人，卻因為住院，而能超越年齡、跨越職業別，而成為好朋友。

許多醫院都設有「痔友大會」，參加者都有數百人以上。大家能夠齊聚一堂，不也是因痔瘡而結緣的嗎？能夠有這麼一個人際關係，或許可以說是托痔瘡之福吧！

7.一日三餐應做成筆記，出院後，也可以運用在成人病上

最近，大家對身體健康越來越關心了。像在書店裡，就可以找到很多有關於營養或卡路里等的健康書籍。不僅如此，大家也越來越可以了解到飲食生活的重要性。不過，書看是看了，但一看到幾公克、幾卡路里這些繁複的數字，不頭大的人恐怕很少吧？

對那些因痔瘡而住院的人來說，即使不讀相關書籍，也能夠知道，像預防成人病等之類的均衡飲食知識。這種「現成的樣本」，就是醫院裡的伙食。醫院相當注意菜單，一定得顧及營養均衡。我常常可以聽到患者們說：「在醫院還能吃到可口的三餐，真是不容易啊；午餐有魚，晚餐有肉；合菜、西餐、中餐都有，料理的調味也無微不至，真是細心周到。」

醫院的伙食，一定會考慮到營養均衡，可說是「健康伙食」。將住院期間的菜單，完全記錄下來，出院以後，就

是平時日常生活的最佳參考。

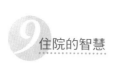

8.一旦忍過手術後的疼痛，今後排便就可通暢了

不管做那一種治療都是一樣的情形。在手術後，短時間內，一定要注意到盡可能地不給手術開刀處任何刺激。像腿骨骨折時，骨折處會打上石膏，穩穩地將它固定住，行動時使用枴杖，目的就是不使腿部晃動，受到刺激。

做完痔瘡手術後，也該盡量不刺激臀部。因此，從前動完手術後，醫生都會請病人最好不要使用肛門，而利用藥物讓糞便排出。不過，這種處理，幾乎沒有任何意義。所以現在的醫院，都採自然排便法。

話雖如此，手術後肛門部位有傷口存在，所以還是得注意到儘可能地不要刺激到傷口，因此，仍舊得跟手術前一樣，需要避免腹瀉或便秘。糞便硬度保持得像牙膏硬度一般。這就是不給傷口任何刺激的要點。

糞便的硬度，尤其是在手術以後，其重要程度遠比飲食營養問題來得大，使用緩下劑時，由於各人體質不同，有些人服用一錠，藥效就太強了；有些人吃了三錠也不夠；關於這點，各人也須多加注意。

9.出院一個星期後，再做運動比較安全

出院後馬上去上班或做家事並沒有什麼不妥，但若是運動方面的話，還是暫緩一個禮拜再開始比較好。因為，出

這時候，將使痔瘡肝火上升！

住院費用和天數無法確定的醫院，絕不住進去。

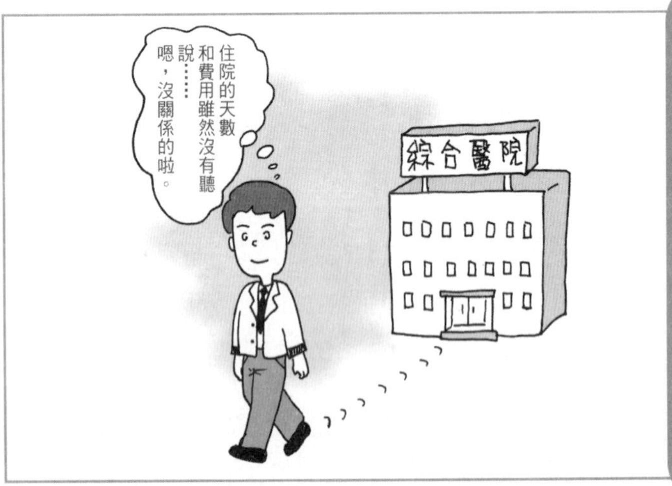
綜合醫院
住院的天數和費用雖然沒有聽說……嗯，沒關係的啦。

不跟同病房的人說話。

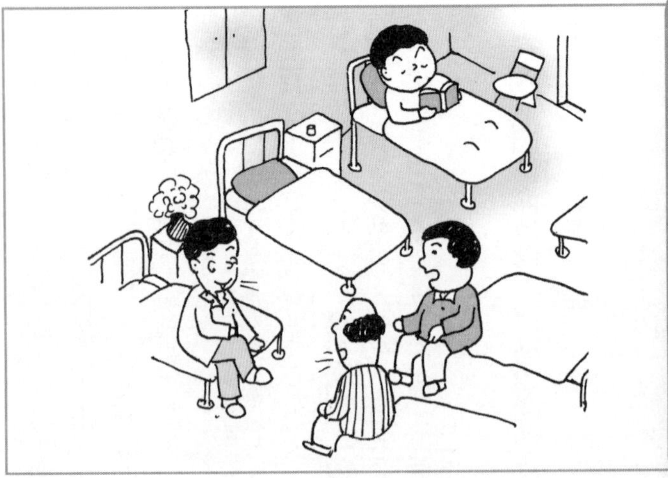

住院期間，不遵守醫生的指示。

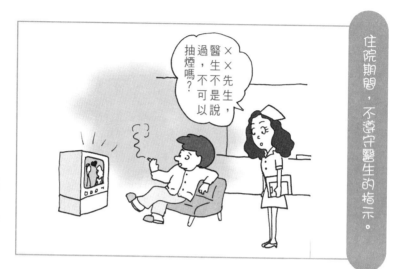

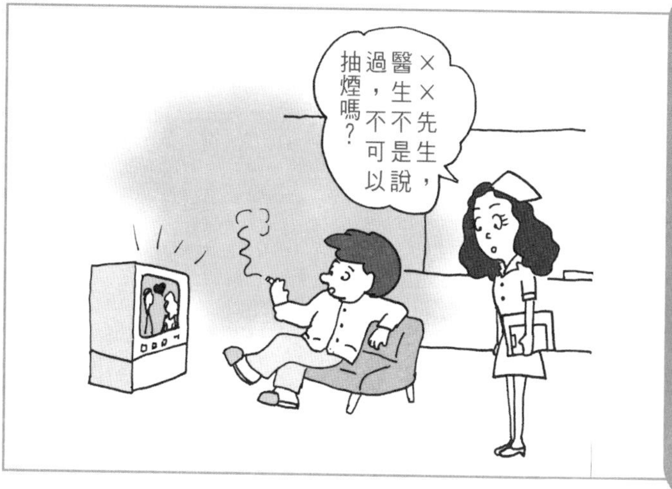
××先生，醫生不是說過，不可以抽煙嗎？

出院以後，即使又發生了疼痛和出血現象，也不找醫生商量。

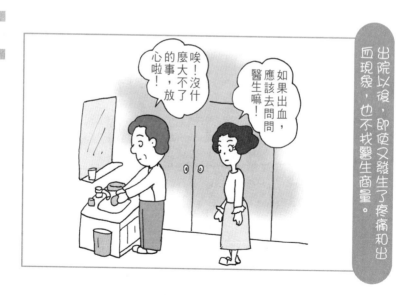

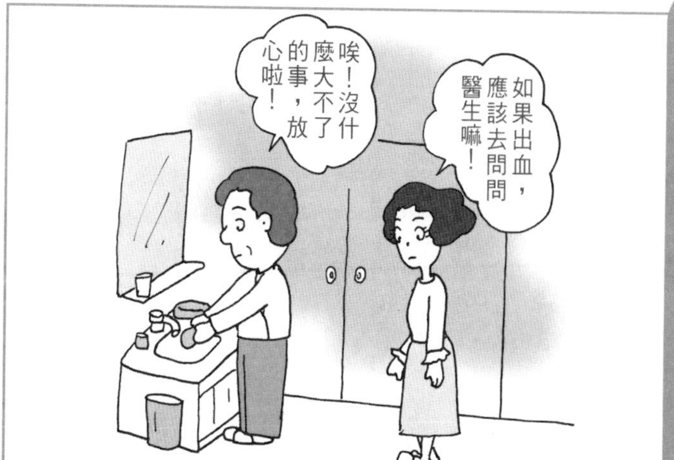
如果出血，應該去問問醫生嘛！
唉！沒什麼大不了的事，放心啦！

院以後一個星期之內，也就是手術之後三個星期之內，仍然有手術後出血的危險性存在。

事實上也有人出院後第二天，就跑去打高爾夫球，甚至住上一晚，隔天再繼續，竟然一點事也沒有。還有人去打棒球，打個全壘打滿場跑完以後，也不痛不癢，像個沒事人似的。女性也是一樣，不肯做輕鬆的運動，硬是要跑去跳激烈的舞蹈。誰看得出他們剛動完痔瘡手術呢？

雖然有這種例子，但是，卻沒有任何人敢保證是不是每個人做這種事，都不會出問題。畢竟，不管是那一種疾病，如果花了兩個星期的住院時間，四肢、腰部都會比較軟弱無力，所以，讓它慢慢恢復體力是很重要的。與其手術後一個月，馬上就做激烈不已的運動，不如來點輕鬆的散步，讓體力慢慢恢復。

10.手術後一個月內，若要出國，需先跟醫生商量

近來，由於國民生活水準的提昇，海外旅行已掀起一股空前的大熱潮。春節和暑假等旅遊熱季以前，為了事先知道行程、注意事項等問題，整個旅行社聚集了大批遊客，好不熱鬧。有痔者也會想，動完手術後，就可以輕輕鬆鬆地到外國好好旅行一下了。這時候，行前的檢查不可忽略，臀部的檢查可也別忘了。

不過，手術後大約三個星期之內，仍然有術後出血的危險性。所以建議有

旅行計劃的有痔者，先到接受手術治療的醫院，確定絕對沒有出血的顧慮時，才出發。儘管如此，出門在外，往往也會有突發的出血狀況，卻因為身在人生地不熟的土地上，而無法立刻送醫。因此，海外旅行時，一定得十分小心注意，所以還是手術後一個月再動身最好。

需要長期前往國外就職的人，當然得在出發前完成治療。還是請手術完成以後一個月，再出發吧！硬是勉強地前往國外赴任，結果在行前突然發生出血現象，如此一來，反而妨礙了工作。

12.手術後的出血和疼痛等問題，若有一點點變化，也要向醫生提出

「好了瘡疤忘了痛」，手術不久以後，就不會感到疼痛了。因此，從前所受的痛苦，或是醫生的耳提面命，早就全部忘得一乾二淨了。如同重獲自由一般，從前的緊張全都鬆懈下來，為了身心能夠充分獲得輕鬆愉快，生活反而越來越散漫。並非只有痔瘡患者才會如此，一般的手術病人和患者，也會如此。面對手術這個難敵，能夠無事地將它擊退以後，心情會慢慢鬆懈下來，結果，手術後的復原階段，竟然造成了負面影響。

確實，新的痔瘡手術，已經沒有復發和後遺症等顧慮。話雖如此，要是疏忽大意，又釀成硬便，或是胡蹦亂跳，一不小心傷口又再度出血。最傷腦筋的是，有些得痔者往往自行判斷：「不怎

麼嚴重嘛！」因而高度保密，也不做任何處理，這對醫生而言，實在是非常頭痛的問題。多加注意一下出血或疼痛情形，無論是大大小小的問題，希望患者都能夠提出來，跟醫生商量。

三・你該知道的防痔知識9

1.痔瘡患者出差、旅遊應該注意什麼?

人們在日常生活中各有自己的生活習慣，已形成一定的規律性。而一旦生活規律發生改變或平時不注意調整，對痔瘡的發生會有一定影響。出差或旅遊者因生活失去原來的規律，飲食起居條件改變，或忙於工作而忽略正常排便，會使大便間隔時間延長而造成大便乾燥等，進而極易引發或加重痔瘡。故出差或旅遊在外的人，尤當注意愉悅心情、勞逸適度、飲食有節、慎用菸酒、預防便秘，並注意保持原有排便習慣，注意肛門周圍清潔。

2.痔瘡患者如何配合醫生做好檢查?

肛門患者在接受檢查時，首先要聽從醫生的囑咐，選擇合適的體位，如側臥、蹲位等。檢查時患者應克服緊張的心理，盡量放鬆肛門，必要時可做深呼吸運動，以緩解肛門部肌肉的痙攣所致的疼痛。切忌強行收縮肛門妨礙醫生的檢查。如果患者肛門局部肌肉處於高度的緊張狀態，無法配合醫生，做好直腸指檢或肛門鏡的檢查，則可能影響到疾病診斷的正確性，同時也會加重疼痛等不適感。

由此可見，醫生給患者做直腸指檢及肛門鏡檢查時，病人的積極配合是十分重要的，它將直接關係到檢查的成敗。

3.痔瘡患者平時如何安排好生活？

①積極鍛鍊身體以增強抗病能力，對久坐久站工作的人，要盡量安排時間活動下肢和臀部肌肉，使氣血通暢，減少局部氣血淤滯。

②避免情緒刺激，保持精神愉快，戒怒少思，心胸開闊，提高心理承受能力，使精神處在最佳狀態，防痔於未然。

③飲食調理。平時飲食要有規律，多吃蔬菜，多喝開水，不可偏食，多吃水果。總之，要預防肛門病必須做好「飲食把關」。

④注意勞逸平衡和起居調攝。經常站立勞動者，適當坐臥休息；久坐久蹲者，要注意增加站立或活動。另外，房事不可過度，治療期間要杜絕房事。

⑤養成良好的排便習慣，即大便要有規律，不要人為地抑制便意感，大便時專心致志，不看書報、吸煙等。

⑥便後注意保護肛門，溫水坐浴後可適當按摩肛門局部，如有脫出物則應及時壓回，並有意識地做4～5次肛門收縮運動。

第10章 痔瘡的中醫療法

——中西醫合治，將痔瘡一網打盡。

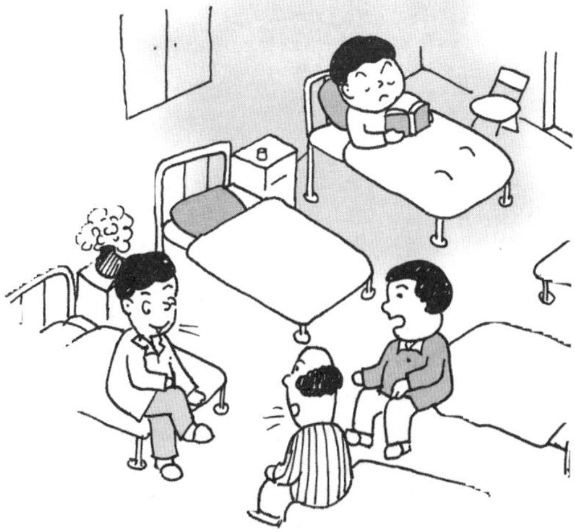

一．中醫觀點看痔瘡

一般人認為痔瘡是一種隱疾，就醫時很多病人，會難為情的給醫師檢查肛門這個部位，甚至害羞的患者，會要求先吃吃藥、擦擦藥膏就好。當痔瘡病情嚴重時，不論行走、坐、臥和如廁時，都會造成很大的困擾與痛苦，年輕的患者還會被封個「少年得志（痔）」的諢號，真是啞巴吃黃連，有苦說不出啊！

常聽人說「十人九痔」，好像痔瘡發病的盛行率很高，現代人因為工作忙碌，勞心多於勞力，上班坐辦公桌，出門坐車，回到家坐在客廳裡看電視，一天下來動動腦的時間多於動動身體，於是乎四體不勤的結果，痔瘡也就跟著來報到。現代人得痔瘡是如此，古代的中國人也是如此，而且還不分男女老幼，但以經濟較富裕的中年男性較多。

1.內經中關於痔瘡的記載

中國醫學早在兩千多年前，『黃帝內經．素問』這本書裡，就已經記載到痔瘡的原因為「因而飽食，筋脈橫解，腸澼為痔」。『諸病源候論』又說：「夫痔者，乃素積濕熱，過食炙縛；或因久坐而血脈不行；又因七情而過傷生冷；以及擔物負重，竭力遠行，氣血縱橫，經絡交錯；又或酒色過度，脾胃受傷，以致濁氣瘀血，流注肛門，俱能發痔。」另外在『醫學綱目』中也有提到對於痔的定義，認為「在人九竅之中，凡有小肉突出皆約痔。」『外科正宗』則說明了痔瘡可以分為內痔和外痔，書中提到「不論老幼男女皆然，有生於肛門之內，有突出於肛門之旁。」總而言之，痔瘡就是指直腸與肛門相交之處，因血脈郁滯（意思即是說，局部的血管叢發生擴大、曲張），形成大小不等之腫塊，甚至出現疼痛、潰瘍、出血、脫出等症，其症以未潰者稱為痔，已潰者稱為瘡，所以合稱為痔瘡。

2.正確的就醫觀念

常有親朋好友或病人問我，得了痔瘡該吃什麼藥？我常會跟這些人解釋，傳統中醫是講究辨証論治的，經過現代醫學的洗禮之後，中醫師開給病人服用的中藥，不僅只考慮辨病（西方醫學對疾病的一種診斷方式），還考慮辨証（中國醫學對疾病的一種診斷方式），因此，沒有經過詳細的望、聞、問、切，實在很難給予對方一個適當的建議，我通常會多花一點時間，去了解初診病人，他們的痔瘡之所以會惡化以及誘發、加重等因素，以協助他們脫離這個疾病的困擾。讀者千萬不要存著上藥房買成藥，那種便宜行事而且漠視的心態，來看待困擾您多時的痔瘡。我想，絕對沒有一種中藥，可以治好所有罹患痔瘡的病人，果真如此，民眾健康的重責大任就交給藥房老闆賣賣成藥即可，何必培養那麼多中醫師、西醫的直腸外科醫師呢？

二‧痔瘡的中醫分類證型

痔瘡依照發生的部位可以分為「外痔」、「內痔」、「混合痔」。痔瘡根據其嚴重的程度又可以分為數期，越早期越適合用中藥治療，如果已經把病情拖的很嚴重的話，恐怕只好借助西醫的外科治療。痔瘡根據其組織型態的不同，而有不同的內科、外科治療模式。據我所知，全台灣也有幾個專門治療痔瘡的中醫高手，但受限於學術涵養與健保給付的問題（傳統中醫也施行一些簡單的小手術，但健保並不給付這些檢查與治療，即使施術者是領有中醫、西醫兩張合格執照的中西醫師亦然），因此筆者比較傾向於建議病人，如果懷疑自己是否罹患痔瘡，先到西醫醫院檢查一下，評估是否有癌症或其他內科疾病的可能性？自己的痔瘡是否嚴重到必須開刀，如果答案是否定的，就比較適合用中醫的方式治療。

痔瘡依中醫的觀點，可以大略的區分成以下幾個証型：

一、濕熱蘊結型：多因素體濕盛，又嗜食辛辣肥甘酒食；或因濕熱型久瀉久痢；或因脾虛濕滯等，皆可致濕熱蘊結大腸，下注直腸，濕郁肛門，阻滯血脈，營血郁滯，久積不解，而致痔瘡。這段意思是說，痔瘡屬於濕熱蘊結型的病人，可能因為體質屬於水分代謝異常的因素，也可能因為飲食不節制，喜歡吃辛辣高油脂的食物，或過量飲酒，或消化系統原本就有病變，造成腹瀉或排便次數增多，導致痔瘡的形成。臨床表現多為肛門下墜腫脹疼痛，排便不爽，肛門有裏急後重的感覺，可以有便後出血的現象，其他可能伴隨著疲倦，身體有沉重的感覺，消化不良等現象，這類病人的脈象出現弦滑脈的比例比較高，此外舌頭多表現黃膩苔。藥物方面，可以選用「醫宗今鑑」的止痛如神湯。

二、腸燥便秘型：多因素體陽盛，熱燥便秘；或因過食辛辣；或因過用溫燥藥物；或因腸道氣滯，糞積便燥等，皆可致大便祕結，積於廣腸，下迫肛門，壅滯氣機，阻滯血脈，營血郁阻，乃至成瘀，而致痔瘡。這段意思是說，痔瘡屬於熱結便秘型的病人，可能因為體質火氣大的因素，也可能因為飲食不節制，喜歡吃辛辣的食物，或服用過量的溫補類藥物，或者因為腸子的蠕動功能不佳，造成大便次數減少，質地堅硬，排便困難，惡性循環的結果，使得肛門附近充血更加嚴重，導致痔瘡的形成。腸燥便秘型還可以再細分為實証和虛証，實証型多表現為大便堅硬、怕熱、面色紅赤、舌紅苔黃乾燥、脈搏快而有力。虛証其臨床表現除了大便也是很堅硬之外，腹部則覺得隱隱作痛，此外還會覺得心悸、流虛汗、頭暈目眩，從外表看起來，嘴唇和舌頭的顏色呈現淡白色，脈搏則細弱無力。腸燥便秘屬實証型，治療可以選用大承氣湯加減，如果屬虛証型，治療可以選用增液承氣湯、麻子仁丸、五仁丸等方子加減應用。

三、氣虛失固型：多因素體虛弱，又復久站或久坐；或負重勞傷太過；或因久瀉久痢失治；或因痔瘡手術後反覆發作；皆可致中氣或肺脾氣虛，久虛失固，營血滯行下郁，下迫直腸，聚於肛門，久郁而致痔瘡。這段意思是說，痔瘡屬於氣虛失固型的病人，多好發於平常身體就屬於弱不禁風的人，尤其以中老年人居多，痔瘡的病史也比較久，排便時痔瘡極易脫出，可能因為站太久或坐太久，或因多胞胎妊娠或因婦女多產，或因背負太重的物品，過度勞累，或因慢性腹瀉以及不當的痔瘡手術，導致痔瘡脫出。嚴重的氣虛下陷，還會導致脫出的痔瘡及黏膜無法縮回，增加發炎、潰瘍出血的機會。這一型的病人常會覺得精神不濟、面色蒼白或萎黃、腹脹有下墜感、排便無力、肛門腫脹不適、嘴唇和舌頭的顏色呈現淡白色，脈搏則細弱無力或虛大。治療可以選用補中益氣湯、當歸補血湯、八珍湯等方子加減應用。

四、血瘀氣滯型：多因久患痔瘡失治，又復久坐少動，或憂思郁結，或年老虛衰等，皆可致氣滯不暢，血郁直腸，下迫肛門，氣滯日久成結，血郁日久成瘀，血瘀氣結，血脈不行，營血瘀阻，而致痔瘡。這段意思是說，痔瘡屬於血瘀氣滯型的病人，多是老病號，尤其以中老年人又不愛運動的族群居多，痔瘡的病史也比較久，而且內痔、外痔相互連結混合成塊，痔瘡的顏色暗紅瘀血，甚至帶一點紫色，排便時痔瘡極易脫出，局部按壓痔瘡的感覺比較堅硬，同時也不容易推回肛門內，萬一破皮潰瘍時，出血量也比較多，也比較疼痛。這一型病人的臉色、舌頭的顏色通常比較晦暗。治療可以選用「外科大成」的涼血地黃湯等方子加減應用。

也有的患者，不屬於前面所敘述的四種類型，也有的患者，是屬於前面所敘述的數種混合型，因此想要判斷自己的痔瘡，在中醫學理上的分類，最好請教專業的中醫師。

三・簡單實用的外治法

其他尚有一些很簡單實用的外治法，在此提供讀者參考，介紹如下：

1.薰洗法：以藥物加水煮沸後，先利用其熱蒸氣來薰蒸患處，再使用煮好的藥汁來沖洗肛門；或者用小毛巾沾上藥汁趁熱敷在有病變的地方，待毛巾冷卻之後再次更換，使用這種方法時，要小心不要燙傷。

方劑一：如五倍子湯，使用馬齒莧一兩，五倍子三錢，魚腥草五錢，槐花三錢，如上法炮製。

方劑二：如苦參湯，方子的組成為苦參、蛇床子、白芷、金銀花、野菊花、黃柏、地膚子。

2.敷藥法：每日於大便後，以藥物敷於患處，如果病情嚴重，使用次數可以增加，並與薰洗法合併使用。

方劑一：如意金黃散，方子的組成為天花粉、黃柏、白芷、大黃、姜黃、蒼朮、厚朴、陳皮、甘草、天南星。

3.藥膏：不拘次數，常常塗抹於患部，當病情嚴重時，抹藥的量和頻率都可以增加。

方劑一：玉露膏，方子的組成為芙蓉葉、凡士林。

方劑二：紫雲膏，方子的組成為紫草、當歸、麻油、黃蠟等。

四・痔瘡族怎麼吃才正確

1.哪些食物不宜多食？

傳統醫學認為，動物性食品和植物食品均有其「四性」即「寒熱溫涼」和「五味」即「酸苦甘辛鹹」，辛味具有發散、行氣、和血的作用，但多食則氣散；甘味具有和緩、補養的作用，能養陰和中，但多食則壅塞、滯氣；酸味具有收澀作用，苦味具有瀉下作用，鹹味具有軟堅潤下的作用，但均不宜多食。一般來講，肛腸患者不宜多食辛辣燥烈刺激之品，如白酒、黃酒、辣椒、胡椒、狗肉、羊肉、蔥、薑、蒜、濃茶、濃咖啡等。中醫認為，飲食不節會損傷脾胃，釀生溼熱，下注肛門而引發肛腸疾病，現代醫學認為若經常食用刺激性食物可引起肛門直腸黏膜充血、水腫而誘發肛腸病。此外，過食生冷、油膩之品，也會引腹瀉、腸炎、脫肛等肛腸病。

當然，根據每個人的個體差異不同，也可以適當食用一些刺激性食品，如燒菜時少量放些蔥、薑、蒜之類，經加工加熱和烹調等處理，這些刺激性食物的性味也會改變，還可起到去腥調味、增加食慾的作用。另外飲食亦不宜過多、過飽，以免因大便乾燥，排出困難而加重痔瘡。

2.哪些食物是防治痔瘡的優良食品？

飲食是預防痔瘡、減輕痔瘡症狀、減少痔瘡復發的重要因素。因為便秘是誘發痔瘡的病因之一，從預防的角度講，應防止大便秘結，保持大便通暢，所以飲食方面應多食青綠蔬菜、新鮮水果，如芹菜、菠菜、韭菜、黃花菜（金針菜）、茭白筍以及蘋果、桃、杏、瓜類等含有豐富纖維素的食品，可以增加胃腸蠕動，潤腸通便，排出腸道的有害物質和致癌物質。另外，對痔瘡有預防作用的食物還有赤小豆、槐花、黑芝麻、肉蓯蓉、豬大腸、羊大腸、鱉肉、胡桃肉、竹筍、蜂蜜等。

赤小豆：與當歸合煎，可治療痔瘡便血、腫痛。單獨一味或與大米同煎成粥亦有良好作用，是防治痔瘡的優良食品。

槐花：新鮮槐花可以做涼菜、包餃子，具有涼血、止血消痔的功效，亦可代茶飲。

黑芝麻：對於痔瘡患者兼有便秘者，可長期服用，具有潤腸通便，減輕痔瘡出血、脫出的作用。

肉蓯蓉：可用于老人，病久體虛者和?婦便秘、痔瘡脫出、出血等，具有補腎壯陽，潤腸通便的功效。

豬、羊等動物大腸：中醫認為可以吃腸補腸，經現代科學研究，證明其有止血、止痛、消腫的良好作用。

鱉肉：用於痔瘡出血日久，氣血兩虛的患者，有補益氣血的功效。

胡桃仁：可潤腸通便補虛，減輕痔瘡脫出、便血症狀。

竹筍：內含豐富的纖維素，痔瘡患者服用具有潤腸通便的功效。

蜂蜜：對痔瘡患者可起到補益和潤腸通便的作用。

五・消痔運動療法

以下介紹幾種簡易而效果較好，可以自行操作的運動療法。

1.爬行運動

由於身體處於俯臥姿勢，靜脈回流順暢，肛門壓力低，靜脈不會受阻形成曲張，故能減輕痔病。每天早晚各爬行一百五十米，每次十米，分十五次完成。

2.腹式呼吸氣功

身體仰臥，雙手置於體側，雙腿併攏伸直，鼻吸口呼；吸氣時腹部隆起，呼氣時收腹提肛。每天早晚進行，每次十至十五分鐘。這個運動對神經系統和內臟系統的疾病也有很好的效果。

3.提肛運動

又稱「肛門收縮運動」，即自我調整括約肌，收縮、放鬆肛門。做時，肛門慢慢用力向上收縮，持續五秒鐘，然後放鬆。這樣一收一放，每次重複二、三十下或四、五十下都可，每天若干次。可以站著做，也可坐著、躺著做，隨時隨地都可做。

以上三項運動，任選一兩項持續練習，即可使痔瘡痊癒。

六・消痔藥膳食療法

1.紅糖黃花菜（即金針菜）湯

取黃花菜（鮮菜或乾品均可）適量，用水二碗，煎至一碗；調入紅糖適量，溫服。每日一次。對痔瘡初起者可以消散，重者可以減輕痛苦。

2.白酒熬紅糖

以白酒、紅糖各一百克，放入鐵鍋內熬成糖漿狀，轉為褐色時即可。分作兩天服用，每天早、晚各一次，溫開水送服。一般服用四天，即可見效。

3.牛肺蘸白糖

將牛肺煮熟，每次取一百五十克，蘸白糖二十五克服用（禁用食鹽、醬油及辛辣之物）。每日早、晚飯前各一次。連續服用數日，可以減輕症狀。

4.綠豆灌大腸

綠豆二百克左右，淘洗乾淨；豬大腸一截，洗淨，填灌綠豆，用線紮緊兩端，入水煮兩小時，然後切段服用，一次吃完。每日一次。用於治療內外痔及便時出血。

5.黑木耳羹

取黑木耳三十克，用水泡發，洗

淨，再加水以文火燉兩小時，使成糊狀，然後用鹽或糖調食之，對內外痔均有療效。

6.韭菜蒸鯽魚

取鯽魚一條，二百克左右，剖腹洗淨；將韭菜適量填於魚腹，加鹽或醬油等調味品。蒸約半小時，食肉喝湯。每日一次，可減輕內外痔。

7.醋煮羊血

取羊血二千克，切成小塊，以米醋一碗煮之使熟，然後濾出米醋，加鹽水少許調味食之。治療痔瘡便血，效果甚佳。

8.茄子末

以茄子切片，燒炭存性，碾成粉末。每次十克，溫開水送服。每日三次，連服十日可減輕症狀。

9.南瓜籽煎水

取南瓜籽一千克左右，加水煎煮，然後趁熱薰肛門。每日二至三次，連薰數日，可改善內外痔的症狀。

10.海鹽煮艾蒿

取艾蒿全株十棵左右（藥店乾品約五十克），剪成數段，置於鍋子之中，加海鹽二十五克，水適量，煮沸。趁熱薰患部五分鐘；待水溫降低至不燙傷皮膚時，再洗患部五分鐘；水溫再降低，即坐浴五分鐘。煮一次可用三日；每日臨睡煎薰、洗、浴一次；十日左右，即可痊癒。適宜痔瘡發作，肛門周圍出現　腫塊、疼痛的症狀。

附錄

——痔瘡患者選用食物性味、作用及營養成分表

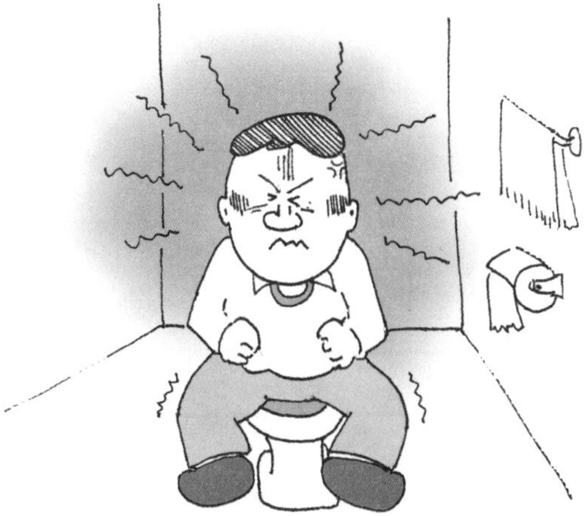

食物名稱	性味	作用	營養素含量(500公克)				適用範圍
			蛋白質	脂肪	醣類	熱量	
粳米	甘平	滋補養胃	31.0	3.0	393.0	1725	適合術後滋補胃腸、調理排便次數
小麥	甘平	養心、健胃、安神	52	8.5	362.5	1730	術後體弱、消化不良、腹脹、大便偏乾者
玉米	甘平	健胃、降糖、潤便	12.5	7.6	132.6	647	血糖偏高、大便不腸、消化不良
大豆	甘平	助消化、消腫毒、滋補	202.5	13.5	277.5	1615	術後體弱、營養不良、創面難癒者
豆腐	甘、微涼	補氣、清熱、利尿	26.4	9.6	2.6	200	消化不良、腹脹滿、年老體弱、水腫者
西瓜	甘寒	清熱、解毒、解渴、利尿	0.6	0.9	7.8	46	血壓偏高、肛門膿腫、創面水腫、口乾、食慾不振
冬瓜	甘寒、涼	清熱、利尿、解毒潤肺	1.4	0	6.5	32	血糖偏高、高血壓病人、創面水腫、炎症較重
絲瓜	甘涼、微寒	清熱、解毒、止咳化痰	6.3	0.5	19.4	108	術後發燒、咳嗽、痰多、炎症較重
南瓜	甘溫	補氣、潤便、健脾	5.3	0	18.2	93	體質虛弱、大便乾結、消化不良
葡萄	甘酸、平	健脾、滋陰、生津利尿	1.7	2.6	35.7	174	術後口乾、食慾不振、腹脹、小便短少
蘋果	甘酸、涼	滋補、生津、健胃止瀉	1.1	0.8	43.1	184	輕度腹瀉、消化不良、體弱汗多
荔枝	甘溫、平	養心、生津、補血利胃	2.2	1.9	41.9	192	年老體弱、貧血、產後肛門水腫、消化不良、腹瀉
桃子	甘溫、酸	益氣血、生津液、活血消積	3.0	2.2	54.8	252	術後腹脹、消化不良、口乾便秘
山楂	甘平、酸	開胃消食止瀉降壓	1.5	0.3	235.0	950	血壓偏高、消化不良、腹瀉、口渴較甚

食物名稱	性味	作用	營養素含量(500公克)				適用範圍
			蛋白質	脂肪	醣類	熱量	
桂圓	甘溫	滋補氣血安神	6.8	0.2	112.5	480	術後體弱、氣短、貧血及失眠盜汗、腹瀉
梨子	甘寒	潤肺、止咳化痰、潤腸	0.8	0.8	42.4	180	咳嗽、大便秘結、痰多、喉癢、消化不良
花生	甘平	健脾、潤腸、止血降壓	129.7	194	109.4	2703	術後體弱、大便乾結食、血、創面滲血較多
紅棗	甘溫	健脾、養胃、補血	13.0	10.4	283.5	1278	術後體虛、貧血、血小板減少、出血症、肝炎、腸胃炎
芝麻	甘平	補血、潤腸、滋補肝腎	109.5	308.5	21.5	3300	老年體弱、術後便秘、失眠多汗
赤豆	甘平	利水消腫健脾止瀉	95.5	13.5	277.5	1615	慢性腹瀉、貧血、水腫、創面難癒、腎炎
綠豆	甘寒	清熱解毒利尿消腫解暑	115	7.5	289	1685	發熱、肛門膿腫、創傷傷口難癒
茄子	甘涼	消腫止痛活血散淤止血	4.9	1.5	21.3	116	術後創面難癒、炎症較重、肛門疼痛較甚、出血較多
菠菜	甘涼	活血通便養血止血	10.7	2.2	13.8	120	慢性習慣性便秘、便血、貧血、血壓偏高
胡蘿蔔	甘平	健胃益脾補氣生血	104	1.0	37.9	168	營養不良、小兒腹瀉、貧血、腹脹、術後體弱
芹菜	甘涼	健脾、潤肺、清熱利水	1.6	1.3	10.0	58	大便困難、腹脹較甚、失眠、血壓偏高
大白菜	甘微、寒平	通利腸胃消食	3.7	0.6	7.1	51	便秘、消化不良、創面水腫、腹脹較甚
藕	甘寒	解渴、止血、散淤養血、止瀉、健脾開胃	1.9	0	98.0	398	便血較多、輕度腹瀉、體虛、創面難癒、貧血

食物名稱	性味	作用	營養素含量(500公克)				適用範圍
			蛋白質	脂肪	醣類	熱量	
慈菇	甘苦	通淋、潤肺、止咳清熱、解毒	21.6	0.8	98.9	489	術後小便不暢、肛門疼痛較甚、肛門紅腫、疼痛較重
蕃茄	甘酸、微寒	生津、止渴、健脾消食	5.6	1.9	10.3	80	口渴、消化不良、腹瀉、大便秘結
黑木耳	甘平	滋養、補氣、涼血止血	553.0	1.0	327.5	1530	大便秘結、便血較多、術後體虛、失眠、血壓偏高
香菇	甘平	益氣、除風、和血養胃	72.0	9.5	296.5	1620	腹脹、食慾不佳、肛門搔癢、體質較虛
雞	甘溫	補益氣血健脾益胃	47.8	2.5	0.2	213	術後體虛、創面發白難癒、貧血、失眠
雞蛋	甘寒、平	清熱解毒健脾生肌	53.1	67.5	5.9	842	腸胃炎、體虛、流汗、消瘦、藥物中毒
鴨	甘微、溫	滋陰補腎利水養胃	33.4	15.3	0.3	273	術後體虛、咳嗽、肛門紅腫、疼痛甚者、肺結核、糖尿病併發症者
蝦子	甘溫	補陰壯陽生肌益胃	22.8	0.8	0	152	傷口潰爛難癒、失眠、胃口欠佳、陽痿早洩
鯽魚	甘溫	益氣健脾利水消腫	39.0	6.8	0	218	術後體質虛弱、營養不良、創面水腫、貧血、便血
黃鱔	甘溫	補中益氣養血生肌	47.3	3.3	1.7	226	痔瘡出血、脫肛、術後體質虛弱、血糖偏高
甲魚	鹹寒	滋陰、除熱、益腎消痔	42.1	3.0	73.2	490	術後體虛、低熱、面色潮紅、術後月經不調、創面生長不良
豬肉	甘鹹、平	益氣補血	83.5	144	5.0	1650	術後體質虛弱、消瘦、貧血、傷口難癒
牛肉	甘溫	補中益氣滋養脾胃	88.5	101.5	20.5	1350	體虛、脫肛、營養不良性水腫、久瀉不止
羊肉	溫	暖中補虛滋補開胃	66.5	173.0	3.5	1835	體虛怕冷、貧血、氣短、便血較多、羸弱

食物名稱	性味	作用	營養素含量(500公克)				適用範圍
			蛋白質	脂肪	醣類	熱量	
牛奶	甘平	養心肺、補虛損、益脾胃、生津潤腸	16.5	20.2	25	345	體虛多病、胃口不佳、創面難以生長、咳嗽、貧血

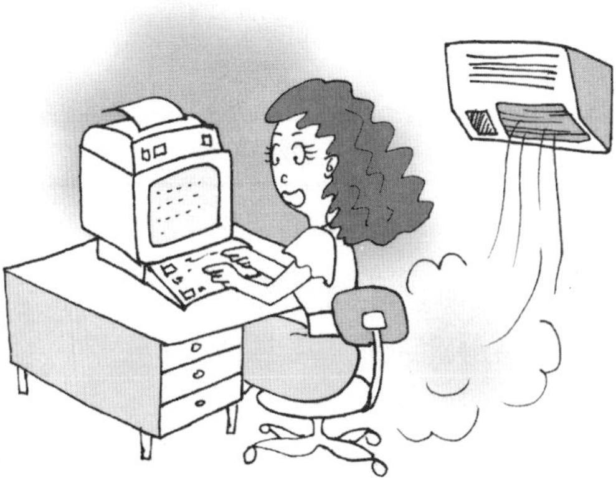

國家圖書館出版品預行編目資料

痔瘡不見了／安心醫療小組 著．——第一版．
——台北市：文經社，2001〔民90〕
面；　　公分．——（文經家庭文庫；85）
ISBN 957-663-308-7（平裝）

1.痔
415.565　　　　　　　　　　90011412

文經社

文經家庭文庫 85
痔瘡不見了

著作人—安心醫療小組
發行人—趙元美
社　長—吳榮斌
企劃編輯—梁志君
美術設計—王小明・吳淑萍
出版者—文經出版社有限公司
登記證—新聞局局版台業字第2424號
<總社・編輯部>：
地　址—104 台北市建國北路二段66號11樓之一（文經大樓）
電　話—（02）2517-6688（代表號）
傳　真—（02）2515-3368
E-mail—cosmax66@m4.is.net.tw
<業務部>：
地　址—241 台北縣三重市光復路一段61巷27號11樓A（鴻運大樓）
電　話—（02）2278-3158・2278-2563
傳　真—（02）2278-3168
E-mail—cosmax27@ms76.hinet.net
郵撥帳號—05088806文經出版社有限公司
印刷所—松霖彩色印刷事業有限公司
新加坡總代理—Novum Organum Publishing House Pte Ltd.　TEL:65-6462-6141
馬來西亞總代理—Novum Organum Publishing House (M) Sdn. Bhd.　TEL:603-9179-6333
法律顧問—鄭玉燦律師
發行日—2001年 8 月第一版 第 1 刷
2007 年 1 月 第 7 刷

定價／新台幣 200 元　　Printed in Taiwan

文經社

文經社